PRAXIS
GESUNDHEIT

Bernd Hertling / Josef Karl

Magen-beschwerden

Mit natürlichen Mitteln vorbeugen und behandeln

HERDER
Freiburg · Basel · Wien

Bitte beachten Sie, daß die medizinische Forschung ständig zu neuen Erkenntnissen führt. Alle Ratschläge, Rezepte und Hinweise in diesem Buch wurden von Fachleuten sorgfältig erwogen und geprüft, doch kann keine Garantie oder Haftung für Auswirkungen und Folgeerscheinungen jeglicher Art übernommen werden. Alle Therapievorschläge haben Beispielcharakter und müssen vom behandelnden Arzt an die jeweilige individuelle Situation angepaßt werden.

Genannte Medikamente sind jeweils nur Beispiele. Der Leser ist aufgefordert, die Beipackzettel der Präparate sorgfältig zu prüfen und eigenverantwortlich zu entscheiden, ob die dort genannten Dosierungen und Kontraindikationen in seinem Fall einen Gebrauch zulassen. Grundsätzlich ist jede Medikation Aufgabe des behandelnden Arztes.

Gesamtherstellung: Ebner Ulm

ISBN 3-451-22511-5

Inhalt

Meinem Großvater
Dr. med. Georg Kellerer
und seinem 51jährigen
Dienst am Kranken gewidmet.

Danken möchte ich Herrn Josef Karl und Frau Birgit Weiss für Beratungen, Anregungen und Inspiriationen sowie Inge, Claudia, Reinhard, Manfred Wetz und allen Freunden für Unterstützung und ständig offene Ohren.

Einführung

In der Bundesrepublik Deutschland gibt es nachweislich 140 verschiedene Diäten. Dies ist sicher eine Zahl, die irritiert. Und nicht wenige Menschen fragen besorgt: Ja, was soll ich denn überhaupt essen? Häufig werden sie dann mit ihren Problemen alleine gelassen.
Die offizielle Medizin hat spät erkannt, wie viele Krankheiten von der Ernährung, vom »rechten Essen« abhängen. Die Naturheilkunde hingegen betreibt auf dem Ernährungsgebiet seit 150 Jahren Aufklärung und hat vielen Menschen bei chronischen Verdauungsproblemen helfen können. Dieses Buch klärt auf und gibt Ratschläge. Nur Schwierigkeiten, die man kennt, über deren Ursachen man etwas weiß, kann man abstellen und ihnen positiv begegnen. Wenn man erfahren hat, was man tun und lassen soll – und wenn man dann auch noch den Willen hat, es zu tun: dann ist einem schon halb geholfen.

Josef Karl

Anatomie und Physiologie

Wenn von Anatomie die Rede ist, haben wir es immer mit einer idealisierten Sichtweise zu tun, denn es liegt die Vorstellung zugrunde, wie ein Organ auszusehen habe, nicht wie es tatsächlich aussieht. Man könnte also sagen, daß die anatomische Beschreibung die dem Organ zugrundeliegenden Gemeinsamkeiten erfaßt, während Sonderformen gesondert geklärt werden.

Bei jedem Individuum sind die Organe nach dessen Bedürfnissen geformt und sind somit einmal mehr, einmal weniger exzentrisch ausgeprägt.

Gerade der Magen als Organ hat sehr individuelle Ausformungsmöglichkeiten, wobei ein Stierhorn-, Angelhaken-, Kaskaden- oder Hängemagen nichts Außergewöhnliches ist. Diagnosen dieser Art – während einer Untersuchung ausgesprochen – tragen eher zur Verwirrung des Patienten bei. Der Betroffene denkt meist, es sei etwas Besonderes oder etwas Krankhaftes – beides eine irrtümliche Annahme. Diese Bezeichnungen haben rein deskriptiven Charakter und sind nicht im geringsten pathologisch verwertbar, haben also keinen Krankheitswert. Es ist also nicht von Nachteil, diese Namen schon einmal gehört zu haben und zu wissen, daß sie nichts Bedrohliches beinhalten.

Was ist Verdauung?

Der Magen ist bekanntlich das Zentralorgan der Verdauung. Bevor wir uns dem Aufbau des Magens zuwenden, soll zunächst über den Verdauungsvorgang gesprochen werden. Was gemeinhin unter »Verdauung« verstanden wird, ist eigentlich nur deren Endprodukt, der Stuhlgang.

Frage ich einen Patienten nach der Verdauung, erhält man fast regelmäßig die Antwort: »Die ist in Ordnung, täglich.« Der eine oder andere verliert sich dann in detailfreudiger Schilderung seiner Produktion in Form, Farbe und Konsistenz. Manchmal sind die Beschreibungen sogar hilfreich, da sie wichtige Informationen über die Tätigkeit der Verdauungsorgane liefern.

Die Verdauung beginnt normalerweise schon vor dem Essen, genaugenommen in dem Moment, in dem einem das »Wasser im Munde zusammenläuft«. Der Anblick eines Apfels oder der Geruch von Gebratenem, also Reize, die über die Sinnesorgane wahrgenommen werden, werden im Gehirn umgesetzt und als Information an die Verdauungsorgane weitergeleitet, so daß sie beispielsweise bei der Information »Apfel« die für die Assimilation der wichtigsten Bestandteile des Apfels notwendigen Enzyme, Fermente, Verdauungssäfte bereitstellen.

Assimilation leitet sich ab von dem lateinischen Wort »similis, -e« und bedeutet »ähnlich«. Assimilare heißt also ähnlich machen, sich einverleiben.

Mogelpackungen, die nicht durchschaut werden können, wie zum Beispiel ein aus Marzipan verfertigtes »Schinkenbrot«, sind nicht nur eine Vorspiegelung falscher Tatsachen für das Auge, sondern auch die Bauchspeicheldrüse. Sie stellt sich durch den optischen Reiz – stimuliert auf eine Menge von Fett und Eiweiß ein und erhält einen Kohlenhydratschub.

Energie ist das Ziel der Nahrungsaufnahme, das heißt, wir essen, damit wir Verbrennungsvorgänge im Körper aufrechterhalten können, um uns zu bewegen, um zu denken etc. Für alle Lebensvorgänge ist Energie nötig. Ohne Energie läuft nichts – in unserem technisierten Zeitalter ja keine Neuigkeit. So wie die Kraftwerke unterschiedliche Energieträger verbrennen und in Energie umsetzen, so muß auch der menschliche Organismus ständig Oxydationsvorgänge durchführen, um am Leben zu bleiben. (Daß das auch bei mehrtägiger Nahrungskarenz funktioniert, wird später noch ausgeführt.) Der Körper kann aber nur Energie aus Substanzen ziehen, die er in sein System einbauen kann. Zur Energiegewinnung sind jedoch Substanzen nötig, die mittels der Verdauung dem Körper ähnlich gemacht werden müssen. Das heißt, sie werden in kleine Bausteine zerlegt und umgebaut und schließlich in den menschlichen Körper eingebaut.

Als Beispiel sei hier der Kohlenhydratstoffwechsel beschrieben. Kohlenhydrate (KH) sind ein wichtiger Grundnahrungsstoff. Die Aufnahme erfolgt meist in Form von Disacchariden (Saccharose, Laktose) und Polysacchariden (Stärke oder Glykogen). Da im Körper jedoch nur freie Monosaccharide aufgenommen werden können, werden die Di- und Polysaccharide im Dünndarm durch bestimmte Enzyme (Amylasen, Disaccharidisen) in Monosaccharide gespalten und gelangen dann in die Blutbahn und werden zu den sie benötigenden Körperzellen transportiert.

Während des Kauens treten die Speicheldrüsen in Funktion und liefern den Speichel, der zur Verflüssigung der Nahrung erforderlich ist. Diese Speicheldrüsen (Glandula parotidea, Glandula submandibularis und Glandula sublingualis sowie zahlreiche andere kleine Drüsen in der Mundhöhle) liefern pro Tag 1–2 Liter Flüssigkeit, die unter anderem die Enzyme Lysozym, Speichelamylase und Aprotinin, ferner Immunglobulin und Muzine (Schleimstoffe, die zum Schutz der Haut vor chemischen und mechanischen Einwirkungen abgesondert werden). Neben ihrer Schutzfunktion und ihrer die Geschmacksknospen stimulierenden Wirkung sorgen die im Speichel enthaltenen Enzyme für die Einleitung der Polysaccharidaufspaltung. Speichel wirkt bakterizid (tötet Bakterien ab), also desinfizierend (Tiere nutzen diese desinfizierende Wirkung des Speichels, wenn sie ihre Wunden

lecken), dadurch wird die Wunde nicht mechanisch gereinigt, sondern auch desinfiziert, biologisch und nebenwirkungsfrei!).
Darüber hinaus sind diese Drüsen auch Bestandteil des Ausscheidungsapparates, über die körpereigene und körperfremde Stoffe sowie Viren ausgeschieden werden. Die Mundspeicheldrüsen versuchen also, den Körper von störenden bzw. toxischen, also giftigen Substanzen zu reinigen.
In den Mundspeicheldrüsen wird das Enzym Ptyalin bereitgestellt (Speicheldiastase oder α-Amylase), das auch in stärkerer Konzentration von der Pankreas ausgeschüttet wird. Dieses Enzym spaltet Polysaccharide in Dextrine und Maltose. Wie wir wissen, werden sodann die Disaccharide im Dünndarm in Monosaccharide aufgespalten. Doch bereits die Disaccharide haben den typischen, süßen Geschmack. Dies wird deutlich beim ausführlichen Kauen von Brot, bei dem Stärke unter Einwirkung der α-Amylase u. a. in Maltose (ein Disaccharid) gespalten wird, so daß der süße Geschmack wahrnehmbar wird. Es findet also im Mund, sofern die Nahrung lange genug gekaut oder im Mund belassen wird, ein erster Schritt der Verdauung, die Vorverdauung, statt.
Im Volksmund heißt es, wer gut kaue, habe bereits gut verdaut. Diese Aussage ist zwar etwas übertrieben, aber im Kern richtig, da sich die Aussage auf das Vermeiden von Schling- und Würgekünsten bezieht. Die Nahrung wird im Mund also nicht nur mit den Zähnen zerkleinert und gekaut, sondern auch eingespeichelt, was nicht nur zu einer besseren Gleitfähigkeit während des Schluckens, sondern auch zu einer enzymatischen »Vorbehandlung« der Nahrung führt, die dabei für den Körper verwertbarer gemacht wurde, als sie zuvor war.

Das Schlucken der Nahrung

Der Schluckakt ist ein hochkomplizierter Vorgang, der reflektorisch ausgeführt wird. Wir beginnen den Schluckakt willentlich, doch läuft er als Reflex ab, um uns nicht zu überfordern und in

Lebensgefahr zu bringen. Wer jemals ein Rachenanästhetikum schlucken mußte, um sich einer Gastroskopie unterziehen zu können, weiß, wovon hier die Rede ist. Durch diese Betäubung wird der Rachen gefühllos. Gerade die Rachenrückwand ist jedoch eine der sensibelsten Gegenden unseres Körpers. Schon die geringfügigste Berührung löst einen Würgereiz aus, dem niemand entgeht, wenn der Untersuchende mit dem Holzspatel die Zunge herunterdrückt, um für einen Moment die Mandeln zu inspizieren. Verhält man sich als Untersucher nicht genügend einfühlsam, kann man ohne weiteres einen Brechreiz auslösen, für dessen Beherrschung der Patient eigentlich nicht zuständig ist!

Vor allem Kinder reagieren hier besonders sensibel. Um normalerweise erbrechen zu können, bedarf es eines enormen Druckes vom Bauch her, da die Einmündung der Speiseröhre in den Magen spitzwinkelig angelegt ist und bei Dehnung und Drucksteigerung im Magen zusammengedrückt wird. Von selbst, ohne Nachhilfe, steigt nur selten Magenflüssigkeit in die Speiseröhre auf, was sich als Sodbrennen bemerkbar macht.

Der Rachen, den die Anatomen Fauces nennen, ist durch die Uvula (Zäpfchen) in zwei Hälften geteilt. Er besteht aus mit Schleimhaut überzogenen Muskeln, die wie ein Sack an der Schädelbasis aufgehängt sind. Die untere Partie endet über dem Kehlkopf, was auf den ersten Blick bedenklich erscheinen mag, da sich hier die Wege der Atemluft und der Nahrung kreuzen. Die Möglichkeit, bei verstopfter Nase auch durch den Mund atmen zu können, ist ein Vorteil, der das Risiko des sich Verschlukkens an einer Gräte hinreichend aufwiegt.

Während des Schluckaktes muß der Rachen nach oben und unten geschlossen werden, was durch ein Anheben des Rachensakkes eingeleitet wird. Der obere Schlundschnürer zieht sich zusammen und bildet einen Wulst, so daß nach oben nichts entweichen kann. Durch die Ausweitung des Rachens senkt sich der Zungengrund, und der Kehlkopf wird angehoben, so daß die Speise nur noch nach unten in den Ösophagus (Speiseröhre) gleiten kann. Dieses Organ, die Verbindung zwischen Rachen und Magen, hat in der es auskleidenden Schleimhaut eine Vielzahl von kleinen Schleimdrüsen bzw. schleimproduzierenden Becherzellen, deren Sekret die Gleitfähigkeit der Speise weiter verbessern. Zusätzlich zur Schwerkraft, die die Nahrung ohnehin nach unten ziehen würde, wird die Speise durch die ringförmig angelegte Muskulatur des Ösophagus, die sich nach dem peristaltischen Prinzip bewegt, nach unten gedrückt. Auch dann, wenn wir auf dem Kopf stehend trinken, erreicht die Flüssigkeit den Magen und läuft nicht, wie bei der Diphtherie, bei der Nase wieder heraus.

Was bedeutet peristaltisches Prinzip?

Der Verdauungskanal hat einen komplizierten Aufbau, für den eine verbale Beschreibung zu verwirrend und langatmig wäre. Wichtig zu wissen ist, daß der Verdauungskanal über ein autonomes Nervensystem verfügt (Plexus Meißneri et Auerbachi), das als intramurales System bezeichnet wird. Nach innen, zum Lumen (Hohlraum) hin, sitzen Epithelzellen, die für die Aufnahme von Säften aus dem Nahrungsbrei zuständig sind. Nach außen hin befinden sich Ring- und Längsmuskeln. All das steht durch den Nervenplexus miteinander in Verbindung. Die Plexus dienen also als Kommunikationssystem und ermöglichen die Kooperation von Muskeln und Drüsen. So werden auf eine Bewegung der Muskeln hin auch mehr Säfte bereitgestellt oder sezerniert, um die Bewegung des Speisebreis zu erleichtern. Dabei wird der Ringmuskelanteil, der sich vor dem zu befördernden Chymus befindet, reflektorisch erweitert, die Längsmuskeln straffen sich und schieben so den Brei voran. Nach dessen Passage verengen sich die Ringmuskeln, so daß der Weg zurück versperrt wird. In Ausnahmefällen, in bedrohlichen Situationen, wird aus der peristaltischen Wellenbewegung auch einmal ein peristaltischer Sturm oder die sehr unangenehme Retroperistaltik, die jedoch nur bei Verschluß des Darmes auftritt. Der Ösophagus verfügt ebenfalls über dieses Prinzip und hat nun die gekaute und vorverdaute Nahrung, die geschluckt wurde, in den Magen transportiert.

Anatomie des Magens

Anatomisch betrachtet liegt der Magen unterhalb des Zwerchfells, ungefähr vor den Körpern der 9. bis 11. Brustwirbel, unterhalb des Xiphoids (Schwertfortsatz). Nach oben hin mündet er in den distalen Teil des Ösophagus, der durch die natürliche Hernie des Zwerchfells dringt. Der großen Kurvatur liegt die Milz und der Pakreasschwanz an, in die kleine Kurvatur schmiegt sich der Pankreaskopf. Die Leber und Gallenblase werden durch ein Netz an diese Kurvatur gebunden. Nach unten hin liegt der Magen dem Colon transversum und dem proximalen Anteil des Dünndarms auf.

Betrachtet man den Magen von innen, fällt auf, daß die Magenschleimhaut ein Relief zeigt, also nicht wie die Lumenseite des Ösophagus ein relativ glattes Plattenepithel aufweist. Hier, wo die Verdauung eigentlich beginnt, muß die Kontaktfläche zwischen Verdauungsorgan und Speise möglichst groß sein. Der Darmkanal als Aufnahmeorgan, verfügt deshalb über Zotten und saugfähiges, grobstrukturiertes Gewebe.
Derart großflächig muß die Oberfläche der Magenschleimhaut nun wieder nicht sein, jedoch bei weitem größer als beim Transportorgan Ösophagus.
Ins Auge springt zunächst die grobe Fältelung an der Curvatura minor, die man als Magenstraße bezeichnet. Stellt man sich diese Falten im geschlossenen Organ, nicht wie hier am Modell, wo ja nur der halbe Magen dargestellt ist, vor, erkennt man, daß diese Straße nahezu geschlossen, quasi ein Kanal ist, und wozu ist ein Kanal besser geeignet als zum Transport von Wasser? Hier haben wir des Rätsels Lösung. Würde alles, was wir trinken, so

lange im Magen verweilen wie die Speise, es wäre um unsere Verdauung übel bestellt. Die getrunkenen Flüssigkeiten, die sich im Magen mit dem Magensaft und der Magensäure vermischen würden, würden den pH-Wert derart ausdünnen, daß der Magen seinen Aufgaben nicht mehr nachkommen könnte. Darüber hinaus wäre das Herumschwabbeln der Flüssigkeit im Bauch sehr lästig. Alle Flüssigkeiten, die wir zu uns nehmen, werden auf diesem Weg durch den Magen geleitet und gelangen so direkt in den Darm, wo die Flüssigkeitsabsorption stattfindet.
Die Nahrung ist also im Magen angekommen, dieser hat sich bereits während des Kauvorgangs auf sie eingestellt, die Belegzellen haben in ausreichender Menge Säure produziert. Die Drüsen in der Magenschleimhaut beginnen nun bei direktem Kontakt mit dem Speisebrei und durch die Dehnung der Magenwand stimuliert, Gastrin und andere Magensäfte zu produzieren, die sich mit der Nahrung vermischen sollen. So simpel, wie der Vorgang hier dargestellt wird, ist er natürlich beileibe nicht. Hinzu kommen psychische Faktoren und die Sezernierung von Säften aus den Verdauungsdrüsen des Bauchraumes.
Die Muskelschicht des Magens ist dergestalt abweichend von der Norm des Verdauungskanals, als es noch sogenannte fibrae obliquae, schräg verlaufende Muskelfasern, gibt, die sich dann zwischen Corpus und Antrum sowie zwischen Antrum und Pylorus zu festen Muskelringen verdichten.
Seine Peristaltik ist von spezieller Ausprägung. Wie eine Betonmischmaschine arbeiten Längs- und Ringmuskeln zusammen. Dabei wird in einer Kreiselbewegung der Chymus (Speisebrei) in die tiefen Falten der Magenschleimhaut gedrückt, so daß er gut durchtränkt wird. Die Nahrung wird vor allem gut durchgemischt.
Fett und Kohlenhydrate verlassen den Magen relativ unverändert, jedoch beginnt die Verdauung des Eiweißes hier. Das im Magen produzierte Pepsin ist imstande, Proteine in Peptone zu spalten. Dabei ist ein Säuregrad von 2 bis 1 pH als Wirkoptimum vonnöten. Proteine sind Eiweiße, die aus mehr als 100 Aminosäuren auf-

gebaut sind. Peptone bestehen nur mehr aus 10 bis 100 Aminosäuren, die dann wiederum in Oligopeptide (weniger als 10 Aminosäuren) und weiter in Tri- und Dipeptide zergliedert werden. Als Bausteine des Lebens für unseren Stoffwechsel unverzichtbar sind die Aminosäuren die kleinsten Eiweißstoffwechselbestandteile.
Der Chymus, der sich nun mit den Magensäften vermischt hat, ist stark angesäuert worden. Die Verhältnisse im Duodenum und dem Dünndarm sind jedoch basisch.
Die aggressiven Säuren sind nur schwer von den basischen Säften des Duodenums abzupuffern. Deshalb darf der Chymus nur in kleinen Portionen geliefert werden, will man ein Fiasko (Diarrhoe) vermeiden. Dieser Gegebenheit kommt die Anatomie des Magens entgegen.
Der Magen ist in drei Teile von proximal nach distal (oben nach unten) untergliedert: der obere Teil mit dem Fundus und Corpus, sodann Antrum und die Pars pylorica mit dem Pförtner am Ende. In den oberen Teilen befinden sich keine magensaftproduzierende Drüsen und Zellen, sondern lediglich Schleimhaut, die jedoch sehr grobflächig ist. Hier wird der Speisebrei nur mit Flüssigkeit angereichert, um gleitfähiger zu werden.
Die eigentliche Verdauungsleistung, also die Zergliederung in verwertbare Einzelstückchen, findet im Antrum statt. Das Antrum ist aufgrund der aggressiven Säure, die darin arbeitet, nach oben wie nach unten abgeschlossen. Der Pylorus als Ringmuskel macht im kontrahierten Zustand eine Passage unmöglich. Er gibt nur kleine Mengen Speisebrei an den Duodenum ab und schließt sich sodann wieder.
Pathologisch ist dieses Phänomen als Pylorospasmus der Säuglinge bekannt, bei dem die Nahrung in hohem Bogen erbrochen wird.
Erst nachdem er wieder geschlossen ist, kann weiterer Chymus nachrücken und so vom Corpus ans Antrum weitergegeben werden. Eine wichtige vom Magen hervorgebrachte Substanz ist das Hormon Gastrin, das als Katalysator wirkt, indem es die Säure-

sekretion des Magens auslöst, die Pepsinabsonderung steigert, den Galleﬂuß anregt, Magen- und Dünndarmperistaltik fördert. Als Auslöser für die Gastrinausschüttung ist ein parasympathischer nervlicher Reiz verantwortlich.
Wie alle Hormone (außer den Gewebshormonen) muß das Gastrin über das Blut transportiert werden und gelangt so zum Erfolgsorgan, was in diesem Falle kurioserweise mit dem Entstehungsorgan, nämlich dem Magen, identisch ist. Dieses Hormon regelt sich in seiner Produktion selbst. Solange der Reiz des Sonnengeflechts, auch bekannt als Solarplexus, ein Nervengeflecht über dem Magen, parasympathisch einwirkt und Salzsäure in genügender Konzentration vorliegt, wird aus dem Vorläuferstoff, dem Progastrin, Gastrin gebildet. Diese Kette wird erst unterbrochen, wenn die Magenwand aufgrund der Füllung so weit gedehnt wird, daß reflektorisch das Gefühl der Sättigung entsteht. Sättigung ist also abhängig von der Größe des Magens und seiner Dehnbarkeit!
Diese hier dargestellten Grundkenntnisse reichen aus, um zu verstehen, warum der Magen mitunter revoltiert.

Dem Magen als Zentralorgan der Verdauung fällt die Aufgabe des Durchmischens und Präparierens der Nahrung zu. Dafür ist er mit dreierlei Reliefs ausgestattet: dem Hochrelief, das sich so weit dehnen kann, bis eine innere Glattspannung erreicht ist. (Dann hört spätestens die Gastrinbildung auf, und Sättigung stellt sich ein), dem Flachrelief, das pflastersteinartig die Oberfläche des Antrums überzieht und mit kleinen Grübchen durchsetzt ist, die wiederum das Mikrorelief beherbergen. Das Mikrorelief ist eine Sammlung schlauchartiger Drüsen, die Schleim und in kleinen Belegzellen am Halse dieser Drüsen Magensäure (HCl) produzieren. Die höchste Konzentration der Belegzellen findet sich bei den Schleimdrüsen im Corpusbereich. Im Fundus und Pylorusbereich gibt es kein derartiges Mikrorelief, da in diesen Regionen der Speisebrei nur weiterbewegt werden soll, also Schleimdrüsen genügen.

Untersuchungsmethoden

Obwohl dieser Ratgeber von einem Naturheilkundigen stammt, soll auf die Darstellung der klinischen Diagnosemethoden nicht verzichtet werden. Gerade die klassischen klinischen Verfahren wie Anamnese (Befragung), Inspektion (Betrachtung), Palpation (Betasten) und Perkussion (Beklopfen) wendet ja auch der Heilpraktiker normalerweise an.
Grundsätzlich gilt jede Untersuchung dem kranken Menschen und nicht irgendeiner wie auch immer titulierten Krankheit.
Gerade die naturheilkundliche Diagnoseerhebung will ganzheitliche Prozesse beleuchten und Wechselwirkungen von Regelsystemen im Organismus aufzeigen, ihnen nachgehen und mit etwas Glück und therapeutischem Geschick aus der Balance geratene Funktionen wieder ins Gleichgewicht bringen, wobei vor dem Begriff »Gleichgewicht« zu warnen ist: Es gibt in einem offenem System, wie es alle biologischen Einheiten sind, also auch der menschliche Organismus, kein Gleichgewicht. Nur vorübergehend stellt sich Harmonie ein, der Normalzustand ist ein Schwingen um einen gedachten Nullpunkt herum. Auf jeden Reiz erfolgt eine Reizbeantwortung, Veränderung, Gegenregulation, niemals im Leben Stillstand.
Wenn Sie mit Magenbeschwerden einen Behandler aufsuchen, sollten Sie sich möglichst schon vorher über Ihre Symptome, also diejenigen Veränderungen, die Ihnen störend oder außergewöhnlich vorkommen, einigermaßen im klaren sein und diese Störung dem Behandler so vollständig wie möglich schildern. Er wird an Ihre Beschreibung eine Reihe von Fragen anhängen, die

vielleicht zum Teil seltsam anmuten. Ist Ihr Behandler Homöopath, werden Ihnen seine Fragen noch seltsamer vorkommen. Warum er, Sie kommen doch wegen des Magens zu ihm, Sie nach Kindheitserlebnissen und Schlafgewohnheiten ausfragt, erfahren Sie im Kapitel über Homöopathie.
Der Kliniker wird im Zusammenhang mit dem Magen nach Schmerzen, Völlegefühl, Sodbrennen und Aufstoßen fragen. Die Crux der Anamnese von Magenleiden ist die geringe Differenziertheit der Symptome! Fast alle Krankheiten produzieren dieselben Erscheinungen.
Was die Schmerzen betrifft, ist in erster Linie von Bedeutung, wann und wo sie auftreten. Die Magenschleimhaut an sich ist nicht schmerzempfindlich. Wenn sie entzündet ist, spürt man nicht den Kontakt zwischen Speisebrei und Magenwand, sondern die Füllung des Magens mit Speise dehnt die Schleimhaut, und diese Dehnung verursacht den Schmerz. Schmerzen unmittelbar nach der Mahlzeit oder schon während des Essens lassen an ein Magengeschwür, eine akute Gastritis oder gar eine karzinomatöse Entartung denken. Die exakte Diagnose kann mit der Anamnese allein natürlich nicht erstellt werden. Sitzt die Entzündung oder das Geschwür im Duodenum, dem Zwölffingerdarm, also dem an den Magen anschließenden kurzen zwiebelförmigen Darmabschnitt, stellt sich der Schmerz in nüchternem Zustand, spätnachts und ein bis zwei Stunden nach dem Essen ein.
Auch die Lage der Schmerzpunkte verrät, ob es sich um den Magen selbst, das Duodenum oder gar Galle oder Bauchspeicheldrüse handelt.
Alle diese Organe können sehr schmerzhaft erkranken. Oft schmerzt der Magen nicht direkt bei Druck, doch sind bestimmte Punkte und Zonen schmerzempfindlich, die sogenannten »Head'schen Zonen« oder speziell beim Magen die Voglerschen Punkte.

Magenschmerzen imponieren meist im unteren linken Drittel des Brustkorbes oder unterhalb des Schwertfortsatzes zwischen den beiden Rippenbögen. Sie haben meist brennenden oder stechenden Charakter, sind auch mitunter dumpf bohrend.
Die Bauchspeicheldrüse stellt sich als gürtelförmiger Schmerz unterhalb der Rippenbögen mit Schwerpunkt links dar.
Die Galle ist, wenn entzündet, druck- und klopfempfindlich. Sie ist in der Mitte des Unterrandes des rechten Rippenbogens angesiedelt.
Was die letzten beiden Organe betrifft, ist eine Ultraschalluntersuchung der zweckdienlichste Weg. Was den Magen angeht, ist diese Diagnosemethode nicht aussagefähig.

Im Gegensatz zum Magen, der von Natur aus über eine gewisse Luftfüllung verfügt, sollten die um ihn befindlichen Organe, besonders der querverlaufende Teil des Dickdarms (Colon), frei davon sein. Haben sich beim Verdauungsvorgang Gase gebildet, so machen sich diese durch trommelartige Geräusche beim Beklopfen bemerkbar und sind immer ein Hinweis dafür, daß der Darm nicht ordentlich mit Symbionten, also mit Bakterien, die der Mensch zur normalen Nahrungsumwandlung braucht, besiedelt ist. Eine Symbioselenkung ist hier angebracht.
Zur Anamnese gehört auch die Frage nach Erbrechen oder gar aufgetretenen Blutungen aus dem Magen. Das Symptom Blutung ist immer ein Alarmsignal, das einer sofortigen Konsultation eines Arztes, wenn nicht gar der notärztlichen Versorgung bedarf.
Liegt der Verdacht auf eine geheime Sickerblutung, etwa aus einem Geschwür, nahe, wird fast automatisch ein Haem-Occult-Test durchgeführt. Es wird nach okkultem (verborgenem) Blut im Stuhl gefahndet. Ist das Ergebnis positiv, also ist Blut vorhanden, müssen weiterreichende diagnostische Maßnahmen einge-

leitet werden. Leider ist der Test sehr störanfällig und deshalb unsicher. Bereits eine hohe Dosis von Vitamin C macht ihn unwirksam, er gibt einen falsch positiven Befund.
Ist der »Magenpatient« schon etwas betagter, sollte immer auf das Verhältnis Appetit–Gewicht Wert gelegt werden. Bleibt das Gewicht bei schlechtem Appetit konstant, ist nichts zu befürchten. Anders bei Gewichtsverlust bei normalem Appetit oder gar Verschlechterung beider Parameter.
Dies wäre als Alarmsignal zu verstehen.
Stellt sich gar Widerwille oder Ekel vor bisher tolerierten oder gar geschätzten Speisen und Zubereitungsarten ein, muß an eine ernste Krankheit gedacht werden.
Die Inspektion der Zunge sollte nicht vernachlässigt werden, da sie dem Heilkundigen deutliche Hinweise auf eine mögliche Erkrankung gibt. Der weißliche Zungenbelag kann zum einen als Hinweis auf einen Infekt zu werten sein, zum andern jedoch sich auf eine echte Gastritis beziehen.
Ist die Verfärbung des Belages gelblich, kommen Leber und Galle als Auslöser in Betracht.
Eine glatte, glänzend rote Zunge, meist einhergehend mit Zungenbrennen, ist Kennzeichen einer B_{12}-Avitaminose, des nicht oder zuwenig Vorhandenseins von Vitamin B_{12}.
Die Belegzellen der Magenschleimhaut produzieren, wie schon dargestellt, die Salzsäure (HCl) des Magens. HCl ist die Schleppsubstanz, der intrinsic factor zur Assimilation des mit der Nahrung aufgenommenen Vitamin B_{12}, das bei Fehlen dieser Substanz unverändert den Verdauungskanal passiert. Das Resultat ist jene Mangelkrankheit, die als Perniciöse Anaemie (wörtlich: verderbenbringende Blutarmut) oder kurz Perniciosa bekannt ist. Die Behandlung dieser Erkrankung sollte sich nicht auf die Substitution von Vitamin B_{12} beschränken, sondern der Therapeut wird darüber hinaus versuchen, die Magenschleimhaut zur HCl-Produktion anzuregen.

Die Signale des Körpers

Schmerzen

Schmerzen im Magenbereich werden über die Bahnen des Sympathicus, der einen Hälfte des vegetativen Nervensystems, ans Gehirn geleitet. Wie genau das Gefühl »Schmerz« entsteht, ist noch nicht vollständig geklärt, jedenfalls ist es ein reflektorisches Geschehen. Vom Gehirn aus werden Impulse an das Erfolgsorgan zurückgesendet, so daß der Schmerz dort gespürt wird, wo er tatsächlich auftritt. Allerdings gibt es auch übertragene und Strahlungsschmerzen.

Die übertragenen Schmerzen zeigen sich an der Oberfläche der Haut in den nach ihrem Entdecker benannten Head'schen Zonen. Charakteristisch für den Übertragungsschmerz ist, daß das betroffene Organ stumm bleibt, also keine Schmerzen aufweist, auch bei Druck oder Klopfen nicht. Der Schmerz spielt sich ausschließlich in der Head'schen Zone ab.

Anders beim Strahlungsschmerz: Der Schmerz hat seinen Ursprung im betroffenen Organ, strahlt aber in die nähere oder auch fernere Umgebung aus und wird oftmals an organfernen Punkten stärker wahrgenommen. So kann zum Beispiel ein heftiger Schmerz in der linken Schulter, ohne daß das Herz im geringsten schmerzt, einen Herzinfarkt anzeigen. Schmerzen der linken unteren Brustseite, an den untersten Rippen, die sich punktuell konzentrieren, sind meist Ausstrahlungen von Magenschmerzen.

Vom Magen ausgehende Strahlungsschmerzen:

Magenausgang und Duodenum:
Gürtelschmerz der rechten Seite in Höhe des Rippenbogens, linke und rechte Schulter,
rechter epigastrischer Winkel und einzelne Schmerzpunkte am rechten Rippenbogen

Kardia und Fundus:
rechte Schulter und rechte Rückenseite zwischen Wirbelsäule und Schulterblatt

Gürtelartige Schmerzen der linken Körpervorderseite in Höhe des Rippenbogens deuten auf ein Geschwür der Magenvorderwand, sind dieselben Schmerzen jedoch am Rücken zu verspüren, auf ein Geschwür der Magenhinterwand hin.
Es kommt auch relativ häufig vor, daß Schmerzen, die im Oberbauch wahrgenommen werden, ihrerseits Strahlungsschmerzen aus dem Wirbelsäulenbereich sind. Es zeigt sich dann meist eine Besserung der Beschwerden durch Liegen, und es besteht keine Korrelation zur Essensaufnahme. Letzteres ist ein wesentlicher Punkt im Zusammenhang mit Magenschmerzen: die Frage nach dem »Wann?«
Es gibt in dieser Hinsicht einige charakteristische Anhaltspunkte. Zunächst: Werden die Schmerzen bereits vor dem Essen verspürt, sind sie etwa dauernd präsent, oder treten sie nur periodisch auf?
Dauerschmerzen, Schmerzen also, die niemals zurückgehen und sich etwa bei Bewegung noch verschlechtern, sind ein ernstes Krankheitssymptom und bedürfen unbedingt einer eingehenden Abklärung!
Wie wir wissen, ist die Magenschleimhaut schmerzunempfindlich, jedoch reagiert die entzündete Schleimhaut auf Dehnungsreize mit oft heftigen Schmerzen. Treten also die Schmerzen während oder unmittelbar nach der Mahlzeit auf, haben wir einen deutlichen Hinweis auf einen entzündlichen Prozeß. Das Geschwür selbst verursacht keine Schmerzen. Da jedoch oft eine Begleitgastritis, also eine Entzündung, zusätzlich abläuft, haben

diese Schmerzen denselben Charakter. Gleich vorweg sei darauf hingewiesen, daß die nervöse Gastropathie, der Reizmagen, alle Symptome aufweisen kann. Er kann sowohl eine Gastritis als auch einen Duodenalulcus vortäuschen, so daß die Diagnosefindung nicht einfach ist, nämlich über den Weg der Ausschlußdiagnostik erstellt werden muß. Endgültige Klarheit kann nur die Gastroskopie geben.
Treten die Schmerzen nüchtern am Morgen oder gar in den Nachtstunden auf und werden durch Nahrungsaufnahme gebessert, kann man von einem Zwölffingerdarmgeschwür (Duodenalulcus) ausgehen. Ein Duodenalulcus ist meist auch der Auslöser von Schmerzen, die ca. zwei Stunden nach der Mahlzeit einsetzen.
Sodbrennen sind Schmerzen, die in der Regel nüchtern auftreten oder nach Speisen, die eine zu starke Säureproduktion ausgelöst haben. Diese Schmerzen entstehen dadurch, daß der erhöhte Druck im Magen sich nach oben in den Oesophagus entlädt, wobei die empfindliche Schleimhaut des untersten Abschnittes der Speiseröhre mit der scharfen Magensäure in Kontakt kommt. Diese momentane Reizung führt zu den genannten Schmerzempfindungen.
Soviel in Kürze zu den Möglichkeiten, die das Organ Magen hat, durch Schmerzen auf sich aufmerksam zu machen.
Wichtig ist jedoch zu wissen, daß die meisten schmerzhaften Magenleiden relativ harmlos sind. Das stumme Geschwür, das sich erst mit einer Blutung oder einer Perforation zeigt, ist gravierender als die wesentlich häufigere schmerzende nervöse Gastropathie.

> Zur einprägsamen Wiederholung: Ein Dauerschmerz darf nicht, aus welch edlen Motiven auch immer, ignoriert werden, seine Ursache muß gefunden werden!

Die akute Gastritis

Bei der Besprechung dieses Krankheitsbildes soll von der Trennung von Pathologie und Therapie abgewichen werden, da diese akute Krankheit eine große Ausnahme unter den Magenerkrankungen bzw. Magensymptomen darstellt.
Man kann eine akute Gastritis tatsächlich selbst behandeln, wenn man die nötigen Kenntnisse dazu hat. Die beiden anderen akuten Erkrankungen, die Magenblutung und der Durchbruch, bedürfen unbedingt notfallmedizinischer Versorgung.

Die akute Gastritis entsteht in der Regel durch Außenreize und hat die Tendenz zur Selbstheilung bei Abstinenz des schädigenden Einflusses.

Symptomatik

Der Kranke hat meist keinen Appetit und sollte auch nicht zum Essen überredet werden. Die Zunge ist weißlich belegt, und im Mund herrscht ein fader Geschmack. Es kommt zu Schmerzen in der Magengegend, die auch in den Rücken und in die Schultern ausstrahlen können, sie verschlechtern sich bei Druck auf die Haut der betroffenen Gegend, die tastende Hand kann im linken epigastrischen Winkel, also in der Gegend zwischen Rippenbogen und Schwertfortsatz links, das Pulsieren der Bauchschlagader spüren – dies ist jedoch kein sicherer Hinweis auf Gastritis. Epigastrische Pulsationen kommen bei verschiedenen Krankheiten vor.
Dem Kranken ist übel, manchmal kommt es zu Erbrechen und zuvor zu saurem Aufstoßen. Mitunter treten Kopfschmerzen und Schwindel hinzu, ein allgemeines Krankheitsgefühl verdeutlicht sich im fehlenden Appetit und einer gewissen Abgeschlagenheit.

Ursachen

Als Auslöser der akuten Gastritis kommen, wie gesagt, exogene Noxen in Frage, nur in Ausnahmefällen reagiert der Körper auf psychische Affekte mit einer akuten Reaktion.
Als Noxen, also krankmachende Substanzen, schädigende Einflüsse etc. kommen chemische Reize wie Alkohol, dauernd oder im Moment zuviel genossen, Tabak, fette, schwerverdauliche Speisen, scharf Angebratenes oder zu scharf Gewürztes, aber auch Medikamente in Betracht.

Folgende Wirkstoffe in Medikamenten können, auch wenn die Medizin vorschriftsmäßig eingenommen wurde, eine akute Gastritis hervorrufen:
Acetylsalicylsäure – in Schmerzmitteln u. Anticoagulantien enthalten
Indometacin – in Antirheumatika enthalten
Phenylbutazon – in Antirheumatika enthalten
Sulfonamide und Antibiotika – schweißtreibendes Mittel
Cortisonderivate – schweißtreibendes Mittel
Saluretika – schweißtreibende Mittel
Antimoniumpräparate – schweißtreibendes Mittel
Tropaeolum majus (Kapuzinerkresse) und ihre Auszüge
mentholhaltige Mittel (auch im Pfefferminztee enthalen), in großen Mengen genossen
NSAID (engl. non-steroidal antiinflammatory drugs) – Antiphlogistikum

Natürlich können stark konzentrierte Säuren oder Laugen die Magenwand verätzen, somit empfindlich schädigen, wenn nicht gar auf Dauer zerstören. Zunächst reagiert der Körper meist mit einer heftigen, akuten Gastritis. Um ein weiteres Vordringen der aggressiven Stoffe in den Verdauungstrakt zu verhindern, muß dann der Magen ausgepumpt werden.

Röntgenstrahlen können die Magenwand schädigen. Und ein zu ausgedehntes Sonnenbad setzt in erhöhtem Maße Histamin frei, was wiederum eine erhöhte Magensaftsekretion auslöst und zu lokalen Reaktionen in Form einer Gastritis führen kann.
Auch thermische Noxen, wie zu heiß oder zu kalt genossene Speisen und Getränke, können als Auslöser in Frage kommen, vor allem ist davor zu warnen, in erhitztem Zustand schnell eine größere Menge kalter Flüssigkeit zu trinken. Dies bekommt, vor allem bei Kindern, dem Magen nicht gut. Gerade eisgekühlte Cola-Getränke sind reines Gift für Kinder und Heranwachsende!

Was ist zu tun?

Liegt der Verdacht auf eine Lebensmittelvergiftung vor, wenn also mehrere Personen auf den Verzehr bestimmter Lebensmittel hin dieselben oder ähnliche Symptome aufweisen – meist ist eine schmerzhafte Diarrhoe damit verbunden – und Fieber hinzutritt, die Entwicklung der Symptome relativ rasch erfolgt (wenige Stunden nach der Mahlzeit), sollte ein Arzt aufgesucht werden, der darüber entscheidet, ob eine Magenspülung sinnvoll ist.
Bei einer normalen akuten Gastritis soll der Kranke bei Kamillentee und Zwieback fasten. Morgens soll eine Kamillenteerollkur gemacht werden. Man trinkt den Inhalt einer Tasse langsam schluckweise und nicht zu heiß, legt sich jeweils 3 min zunächst auf die linke Körperseite, sodann auf den Bauch, um dann nach dreiminütigem Verweilen auf der rechten Körperseite sich auf dem Rücken liegend noch ein paar Minuten auszuruhen.
Es darf auch schwarzer Tee, zu gleichen Teilen mit Bockshornkleesamen gemischt, allerdings ungesüßt, gereicht werden.
Aus dem Schatz der Phytotherapie empfehlen sich noch folgende Pflanzen als Heilmittel bzw. zur Linderung der Beschwerden:
Neben der schon erwähnten Kamille (Chamomilla matricaria), die eine entzündungswidrige Wirkung hat, wirken Tormentilla (Blutwurz) und Myrtillus (Heidelbeerblätter) zusammenzie-

hend, was der dehnschmerzempfindlichen Magenschleimhaut wohltuend die Schmerzen lindert. Millefolium (Schafgarbe) sollte bei keiner Magenkrankheit vergessen werden, da sie den Magen grundsätzlich stärkt. Man kann die angegebenen Pflanzen als Tee mischen. Die Mischung kann dann so aussehen:

20 g Herba Millefolii
30 g Flores Chamomillae
20 g Folia Myrtilli
30 g Herba Tormentillae

Den Infus, also eine Teezubereitung, bei der Kräuter mit kochendem Wasser übergossen werden, ca. 8 min ziehen lassen. An den ersten beiden Tagen der Erkrankung 1,5 Liter täglich trinken. Wenn nichts gegessen werden darf, muß die Menge der Flüssigkeit heraufgesetzt werden, am Tag müssen also insgesamt ca. 3 Liter getrunken werden. Die Tasse der morgendlichen Rollkur ist dabei mitgerechnet.

In den nachfolgenden Tagen darf schon mehr gegessen werden, allerdings ist die Zusammensetzung des Menüs noch sehr spartanisch:

Zwieback, Weißbrot, Graubrot, alte Grahambrötchen oder Dinkelbrötchen. Geriebene Äpfel, eventuell mit Karotten vermischt, werden zum Fermentieren an der frischen Luft stehengelassen, bis sie bräunlich werden. Dieser Mischung darf Zwieback beigemengt werden. Der Brei ist entzündungswidrig, bekämpft Blähungen und wirkt auch krampflösend.

Der Münchner Heilpraktiker und Lehrer an der Josef-Angerer-Schule des Fachverbandes deutscher Heilpraktiker, Landesverband Bayern, Werner Hemm, empfiehlt, nach den beiden obligatorischen Fasttagen folgende Möhrensuppe zuzubereiten:

Man nehme ein Pfund gelbe Rüben (= Karotten, Möhren etc.), putze sie und schneide sie in kleine Scheiben, gebe eine Prise Salz hinzu, schütte dies in einen Liter Wasser und lasse es eine Stunde lang kochen. Die Rüben werden sodann vom Wasser getrennt und zweimalig passiert, sodann wird die Brühe wieder zugege-

ben. Dieses köstliche Gericht wird sodann mit einer Papierserviette garniert und lauwarm genossen.
Der Tee der akuten Phase kann nun variiert werden.

Fructus Foeniculi (Fenchel)
Fructus Carvi (Kümmel)
Herba Menthae piperitae (Pfefferminz)
Rhizoma Calami (Kalmus)
Radix Liquiritiae (Süßgholz)

Alles zu gleichen Teilen, Infus, 8 min ziehen lassen,
2–3 Tassen täglich trinken.
Wurde während der Erkrankung viel erbrochen, muß auf reichlich Flüssigkeitsaufnahme geachtet werden. Dabei sollen Elektrolyte und Mineralstoffe beigegeben werden. Vor allem bei Kindern ist Vorsicht geboten!

Grundsätzlich ist eine wiederkehrende Gastritis mit akutem Erscheinungsbild als chronische Krankheit zu werten und auch als solche zu behandeln. Die Noxen müssen abgeklärt werden, vor allem chronischer Alkoholismus, und es sollte eine Gastroskopie vorgenommen werden.

Die chronische Gastritis

Der Name Gastritis beinhaltet die Aussage, daß der Magen bzw. seine Schleimhaut entzündet sind. Die Naturheilkunde kennt fünf pathognomische, auf ein bestimmtes Leiden hinweisende, Elemente:

Rubor = Rötung,
Tumor = Schwellung,
Calor = Hitze,
Dolor = Schmerz und
Functio laesa = eingeschränkte Funktion des betroffenen Gewebes oder Organs.

Im Falle des Magens zeigt sich die Rötung sowie die Schwellung an der Schleimhaut. Beides ist optisch durch das Gastroskop wahrnehmbar. Über den Schmerz klagt der Betroffene (auch ohne vorherige Nachfrage), die bei entzündlichen Prozessen obligatorische Hitze kann hier nicht objektiv wahrgenommen werden. Die eingeschränkte Funktion macht sich mit der Unmöglichkeit einer normalen Verdauung, Erbrechen und Widerwillen gegen Speisen bemerkbar.

Es muß hier klargestellt werden, daß der Begriff »Gastritis« in erheblichem Maße überstrapaziert wird. Meistens sind die Beschwerden, die vom Kranken geschildert werden, Resultat einer Dyspepsie (griech. δυσ = schlecht, unvollkommen, übel und πεπεῖγ = reifen, aufweichen, verdauen) oder einer psychosomatischen Störung. Dyspepsie ist nach heutiger Auffassung eine fehlerhafte Zusammenstellung der Verdauungssäfte, kann also ein Zuviel an Magensäure, aber auch ein Zuwenig an Pankreasfermenten sein, ist also eine sehr weit gefaßte Diagnose.

Im Gegensatz dazu ist »Gastritis« eine sehr enggefaßte Diagnose, die nur bei tatsächlich vorgefundener Entzündung der Magenschleimhaut gestellt werden darf. Sie bedarf, wie gesagt, der Gastroskopie, gegebenenfalls mit Probeexzision.

Die meisten Beschwerden, die kurzerhand als Gastritis bezeichnet werden, sind jedoch Dyspepsien oder funktionelle Magenerkrankungen (Psychosomatische Gastritis). Man fühlt sich krank, hat jedoch keine Gewebsveränderung und wird meist mit dem Verweis abgespeist, es fehle einem nichts – und doch hat man Beschwerden.

Über diese verbreitete Form der »Gastritis«, der Gastropathia nervosa sprechen wir weiter unten.

Die chronisch atrophische Gastritis

Findet man in der älteren Literatur nichts Aufschlußreiches zur Entstehung der chronischen Gastritis, so wird in jüngsten Publikationen ein Bakterium, also ein exogener Erreger, dafür verant-

wortlich gemacht. Der Helicobacter pylori verursacht chronische Gastritis und begünstigt die Entstehung von Ulcera. Er ist säurefest und kann daher die Magenwand besiedeln, an der die meisten Bakterien scheitern, da sie keine vor Säure schützenden Hüllen haben. Hat sich das Bakterium erst einmal in der Magenwand festgesetzt, gibt es Stoffwechselprodukte ab, die eine Entzündung verursachen. Sie begünstigen auch die Entstehung von Duodenalulcera und durch die von ihnen ausgehende Hemmung von Abwehrzellen die Entstehung von entarteter Zellen.
Die chronische Gastritis fällt nicht so sehr wegen ihrer Symptomatik auf. Die Schleimhaut atrophiert zunehmend, so daß mit der Zeit nur noch schützender Schleim und aggressive HCl gebildet werden, und zwar auf Kosten der wichtigen Verdauungssäfte Pepsin und Gastrin. Dadurch wird die Verdauungsleistung gemindert und vor allem eiweißreiche Nahrung nicht mehr vertragen. Die Atrophie, die Umgestaltung der Schleimhaut, ist ein der Krebsentstehung förderlicher Vorgang. Diesen Zustand nennt man Praecancerose. Vor allem bei Menschen jenseits der 60 Jahre sollte bei Magenauffälligkeiten deshalb immer von vorneherein eine Gastroskopie durchgeführt werden, um einer Entstehung bösartiger Neoplasmen präventiv zu begegnen.

Erscheinungsformen der chronischen Gastritis

Chronisch rezidivierender Verlauf

Die Gastritis hat schubweise auftretenden Charakter, die Intervalle sind im allgemeinen relativ groß. Im Frühjahr und Herbst kommt es zu akuten Schüben, die wie eine akute Gastritis behandelt werden müssen. In den Zwischenzeiten sind die Symptome nicht so gravierend. Jedoch setzt schleichend ein Umbau der Magenschleimhaut ein, die, wie besprochen, am Ende nur noch Schleimzellen und keine magensaftproduzierenden Zellen mehr besitzt. Es kommt zu einem Verlust an Feuchtigkeit und Span-

nung im Magen, dem Zentralorgan der Verdauung, der warm und feucht ist und durch die Erkrankung kalt und trocken wird. Die Fibrosierung der Schleimhaut führt in zunehmendem Maße zu einer Dyspepsie mit Eiweißunverträglichkeit. Diese anatomischen Gegebenheiten finden wir auch bei der chronisch kontinuierlichen Verlaufsform.
Der Patient klagt über dauernde Unverträglichkeit von bestimmten Speisen, die mit der Zeit zunimmt. Nur phasenweise spürt er nichts. Trotzdem ist der Appetit gut, es wird auch Heißhunger verspürt.

Symptomatik

Die Beschwerden setzen in der Regel schleichend ein und werden am Anfang oft gar nicht registriert bzw. mit dem Magen in Verbindung gebracht.
Kreislaufsymptome sind oft die ersten Vorboten, da durch die Atrophie der Schleimhaut die Vitamin-B-Synthese nicht stattfinden kann und so eine chronische Anaemie einsetzt. Müdigkeit, Antriebslosigkeit, häufigeres Gähnen, Frieren, Frösteln und Schweißausbrüche treten oft lange vor unmittelbar auf die Verdauung zu beziehenden Erscheinungen auf. Unregelmäßige Darmentleerung und Brechreiz folgen, verbunden mit Spannungsschmerzen in der Magengegend. Diese wird zunehmend druckempfindlich, und es erfolgt Aufstoßen saurer oder übelriechender Gase.
Vor allem die Fäulnis produzierende Malabsorption von Eiweiß verursacht einen sehr unangenehmen Mundgeruch.

Magen und Allergie

Man kennt zum einen die allergische Gastritis, wobei ein Focus, also ein Herd, der Erregergifte in die Blutbahn streut, als Auslöser anzusehen ist. Meist handelt es sich hierbei um einen Kopffocus, tote Zähne, Wurzelgranulome (Zähne auf Eiter), Nasennebenhöhlen oder andere beherdete Stellen. Es kommt zu einer Übersensibilisierung der Magenschleimhaut gegen bestimmte Eiweiße. Die Symptome treten am Magen, als Ort des geringsten Widerstandes, zutage. Die Symptome sind aus der breiten Palette der Bauchsymptomatologie zu entnehmen. Es gibt alle möglichen Erscheinungsformen von heftigsten Entzündungsreaktionen bis hin zum fast stummen Verlauf.

Die Therapie richtet sich nach dem Auslöser. Es wird versucht werden, den Focus in den Griff zu bekommen bzw. eine allgemeine Umstimmung der Abwehrsituation anzustreben.

Als weiteren Faktor im allergischen Geschehen muß an die Begleitgastritis bei Allergien gedacht werden. Bei allergischen Reaktionen liegt das Gewebshormon Histamin in erhöhter Konzentration vor (eine subkutane Histamininjektion führt zu einer Ausschüttung von Magensäure). Histamin ist also geeignet, eine HCl-Sezernierung zu provozieren. Die Dauerüberflutung des Gewebes mit diesem Botenstoff signalisiert also dem Magen, HCl zu produzieren – auch wenn momentan gar keine Säure zum Verdauen von Nahrung gebraucht wird. Auf diesem Weg kommt es zur chronischen Übersäuerung des Magens, was über kurz oder lang entweder eine Entzündung oder gar ein Ulcus auf den Plan ruft.

Die Therapie sollte neben der kausalen Allergiebehandlung immer in einem prophylaktischen Schleimhautschutz für den Magen bestehen.

Magenbeschwerden aus naturheilkundlicher Sicht

Die naturheilkundliche Denkweise orientiert sich an der Ganzheit der biologischen Abläufe im menschlichen Organismus.
Wie dem alten Münchner Hygieniker Max von Pettenkofer (1818–1901) in den Mund gelegt wird: »Ois hengt zsamm!« Wenn ich auch nicht für die Authentizität des Zitats bürgen möchte, so liegt diese Äußerung doch im Bereich des für ihn Plausiblen.
Der Naturheilkundige stürzt sich in der Regel nicht unbesehen auf das schmerzende oder sonstwie auffällige Organ, sondern er sucht nach Zusammenhängen. Der Magen muß nicht unbedingt die »Schwachstelle« des Organismus sein. Als zentrales Organ steht er mit vielen Regelkreisen in Verbindung und kann so relativ stummen Organen wie beispielsweise der Leber zur Sprache verhelfen, indem er für sie das klagende Wort ergreift. Die moderne Psychosomatik, von der noch ausführlich zu sprechen sein wird, bezeichnet den Magen dann als »Triggerpoint« für psychische Auslöser oder Ursachen der Magenkrankheit, das heißt, der Magen wird am stärksten gereizt und reagiert mit Symptomen. Genauso können körperliche Einflüsse, die nicht unmittelbar mit der Verdauung zusammenhängen, sich über den Magen äußern.

Stauungsgastritis

Es liegt eine manifeste Gastritis vor, das Hauptsymptom ist eine Blutüberfülle im Magen, die sich als Schleimhautschwellung bemerkbar macht. Entweder kommt zuviel arterielles Blut zum Magen oder der venöse Abfluß stockt. Die Ursache kann also das Herz-Kreislauf-System sein. Erhöhter Blutdruck und eine zu rasche Schlagfrequenz des Herzens versorgen die Bauchorgane mit einem Zuviel an arteriellem Blut, der Magen als »lautestes« Organ reagiert mit Entzündung. Ist die Leber, unsere Klärgrube und chemische Fabrik, überlastet und kommt ihren Aufgaben nicht mehr in vollem Umfange nach, muß, ganz bildlich gesprochen, das Blut vor der Passage durch die Entgiftungsstation länger warten als normalerweise üblich – wie beim morgendlichen und abendlichen Straßenverkehr zu den rush-hours kommt es zum Rückstau. Wenn die Abfertigung an der Spitze zu lange dauert und hinten neue Kandidaten nachrücken, wird es einfach zuviel. Auf Leber und Magen bezogen heißt das, daß die Pfortader als Zubringer der Leber aus dem Verdauungskanal nicht richtig funktioniert, sich staut. Obwohl an dieser Vene der gesamte Verdauungstrakt »hängt«, reagiert in der Regel erneut der Magen, und zwar mit Gastritis.

Ausscheidungsgastritis

Die Unterscheidung von der Stauungsgastritis ist nicht immer ohne weiteres vornehmbar, vor allem was die Ursache anbetrifft. Häufig reagiert der Magen auf die überlastete Leber. Die Symptomatik ist jedoch etwas anders gelagert, da die Magenschleimhaut versucht, Schadstoffe, die normalerweise über andere Organe ausgeschieden werden müßten, aus dem Körper zu katapultieren.

Der Magen ist natürlich kein Ausscheidungsorgan, doch kann der Körper im Krisenfalle über alle möglichen Organe ausscheiden. Normalerweise haben alle Substanzen ihren vorgeschriebenen Weg durch die Stoffwechselkanäle unseres Organismus. Sind jedoch die entsprechenden Organe überlastet oder sonstwie geschädigt und können ihrer ordnungsgemäßen Tätigkeit nicht nachkommen, müssen die schädlichen Stoffe, will man eine Vergiftung vermeiden, auf anderem Wege ausgeschieden werden. Betroffen sind vor allem wieder die Leber, die gerade in heutiger Zeit, in der die chemischen Gifte der Industrie, die denaturierte Nahrung und eine gewisse Übermedikation eine enorme Belastung für unser Entgiftungsorgan darstellen, kaum noch mit ihrem Pensum fertig wird, und die Nieren. Wer chronisch zu wenig trinkt, belastet – ohne es zu wollen – seine Nieren. Sogenannte harnpflichtige Stoffe werden dann nicht ausreichend ausgeschieden, weil die Grundausscheidungsmenge der Nieren vermindert ist. Die harnsauren Gifte werden in anderen Organen bzw. im Bindegewebe zwischengelagert. Oft treten sie über das Hautventil nach außen. Man nennt dies »Harnsaure Diathese«. Wenn die harnpflichtigen Substanzen im Magen gelagert werden, spricht man von »Magengicht«. Therapeutisch achtet man auf eine regelmäßige Leber- und Nierenentgiftung. Dieses Wort ist klinischerseits heutzutage obsolet, doch denke ich, muß die Klinik von den Erfahrungsheilkundigen sich auch mal was sagen lassen.

Zu keiner Zeit waren die schleichenden Vergiftungen so prekär wie heute. »Alles ist Gift, die Dosis macht's«, sagt Paracelsus. Nur befinden heutzutage nicht Wissenschaftler und Sachkundige was giftig sei, sondern die Bürokraten schreiben uns vor, wieviel Gift man uns zumuten kann. Wer empfindlicher ist als die Norm, fällt eben durchs Netz bei diesem Hochseilakt menschlicher Unvernunft.

Gerade heute ist eine Entgiftung sehr wichtig, will man einigermaßen gesund leben.

Zur Diagnosefindung dieser Spielarten der Gastritis hat der Kundige mit der Augendiagnose ein hervorragendes Werkzeug zur Hand, wobei sich der betroffene Organsektor wie auch das symptomemachende Organ Magen in der Regel deutlich zeigen. Liegt also eine Gastritis im strengen Sinne vor, und sie reagiert nicht auf die therapeutischen Bemühungen des klinisch denkenden Arztes, der mit Antazida vorgeht, sollte der umständlichere Weg zum Naturheilkundigen gewählt werden, der mit seiner Therapie die eigentlichen Ursachen der Gastritis beseitigen kann.

Der Gastro-Oesophageale Reflux (Saures Aufstoßen)

Viele Menschen mit übersäuertem Magen leiden an diesem lästigen Symptom. Allerdings ist vielen nicht bewußt, daß diese Erscheinung nicht nur unangenehm, sondern auch gefährlich sein kann.
Subjektiv verspürt man zunächst Sodbrennen und saures Aufstoßen, mitunter werden angesäuerte unverdaute Speisereste wieder nach oben befördert (Eine Patientin bezeichnete sich nicht ohne Selbstironie als Wiederkäuerin). Hierbei fließt saurer Mageninhalt in die Speiseröhre, wobei der Mageneingang dem Druck nicht standhalten kann und nachgibt. Jeder Mensch kennt diese Erscheinung, die, wenn sie ab und zu auftritt, keinen Krankheitswert hat. Gehäuft, unter Umständen nach jeder Mahlzeit oder auch nachts, liegend im Bett, ist dieses Symptom nicht mehr so harmlos. Vor allem der nächtliche Reflux birgt seine Risiken in sich: Der saure Mageninhalt kommt hoch, da der Betroffene schläft, merkt er es erst, wenn die Säure in »die falsche Kehle« gerät und heftigen Hustenreiz auslöst. Mitunter kann man sich nicht vollständig der eingeatmeten Säure oder der Nahrungsreste entledigen, so daß sie dann den Atmungstrakt empfindlich stören. Dies kann bis zu einer Lungenentzündung führen. In diesem Fall sprechen die Mediziner von einer Aspirationspneumonie oder Aspirationsbronchitis (wenn die Auswirkungen nicht so schlimm sind).
Durch die dauernde Überflutung mit Säure kann auch die Innenwand der Speiseröhre geschädigt werden bis hin zu Geschwürbil-

dung und Blutungen. Dieses Leiden ist schwer zu behandeln. Besser ist man mit einer angepaßten Lebensführung beraten.

Ernährung:	Keine Schokolade, Zwiebeln, fette Speisen, Pfefferminztee, Tomaten und Zitrusfrüchte.

In schlimmen Fällen muß die Säure abgepuffert werden. Medikamente, die Eisensalze und Chinidin beinhalten, sowie Tetracycline, also Antibiotika, verschlechtern die Symptomatik!
Das Rauchen sollte strikt gemieden werden, und vor einem Zuviel an Kaffee und schwarzem Tee ist zu warnen. Gegen eine Tasse morgens und eine am Nachmittag ist nichts einzuwenden!
Wichtig für Menschen, die vor allem nachts durch das Abhusten der bereits in die Kehle gelangten Säurereste gequält werden, ist die Bevorzugung einer an sich ungesunden Körperhaltung während des Schlafs: Es sollte ein dickeres Kopfkissen benützt werden, so daß der Kopf deutlich höher ruht als der Körper und so der Reflux mechanisch behindert wird. Hat man ein modernes Bett, kann man das gesamte Kopfteil höherstellen, was sich auf die Dauer gesehen nicht so nachteilhaft auf die Wirbelsäure auswirkt.
Mitunter kommt es vor, daß der aufgeschwulchten Säure Blut beigemengt ist.

Die Magenblutung

Obwohl die Bezeichnung nicht ganz zutreffend ist, haben die Mediziner sie für bestimmte Symptome gewählt: Sie ist der Sammelbegriff für alle Blutungen aus dem oberen Verdauungstrakt.
Das Symptom tritt auf mit Erbrechen von Blut. Die Farbe des Blutes sagt jedoch nichts aus über die Lokalisation der Blutung. Zwar spricht hellrotes Blut eher für frische Blutungen eventuell

aus dem Magen oder auch dem Rachenraum, dunkelrotes, venöses Blut eher für durchgebrochene Krampfadern in der Speiseröhre, und das an Kaffeesatz erinnernde schwärzlich-braune geronnene Blut für eine Blutung aus dem Magen oder Duodenum, aber eine Faustregel gibt es leider nicht.

Obwohl die meisten Blutungen von selbst zum Stillstand kommen, ist es angezeigt, beim Auftreten sich medizinisch versorgen zu lassen, da die Folgen des Blutverlustes unter Umständen lebensgefährlich werden können. In solch einem Fall trifft der Spruch zu, lieber einmal zu oft um Hilfe geschrien, als heldenhaft geschwiegen.

Problematischer in der Diagnose ist die langsam vonstattengehende Sickerblutung etwa aus einem Magengeschwür oder einer Duodenalläsion. Sickerblutungen können aber auch aus den unteren Verdauungsabschnitten kommen.

Wenn die Farbe des Stuhls plötzlich wesentlich dunkler, ja schwarz glänzend wird, liegt der Verdacht auf eine Sickerblutung nahe. Zunächst wird eine Guajakprobe, der unter dem Namen »Haem-Occult« besser bekannte Test, durchgeführt. Der Name leitet sich von dem griechischen Wort τὸαῖμα = Blut, und dem lateinischen occultus, -a, -um, verborgen, geheim, ab. Er dient also zur Aufspürung verborgenen Blutes im Stuhl, denn das Blut – aus der Sickerblutung eventuell aus dem Magen stammend – ist mit dem bloßen Auge nicht zu sehen! Sollte Blut auf dem Kot festgestellt werden, muß eher an Haemorrhoiden oder Analfissuren gedacht werden. Den Haem-Occult-Test macht man zu Hause und läßt ihn vom Behandler auswerten. Es muß unbedingt dazu gesagt werden, daß ein einmalig positiver Testverlauf noch nichts Bestimmtes aussagt. Der Test muß wiederholt werden, und erst eine erneute Bestätigung des positiven Ausfalls legt die Diagnose »Blut im Stuhl« nahe. Der Test ist nämlich störanfällig, da er sehr empfindlich auf Haemoglobinartiges reagiert. Wenn zum Beispiel zuviel Vitamin C am Tag genossen wurde oder eine minimale Blutung des Zahnfleisches

beim Abbeißen von einem knackigen Apfel auftrat, zeigt sich der Test als positiv!
Liegt der Verdacht auf eine Magensickerblutung vor, sollten folgende Symptome überprüft werden:

- Müdigkeit mit häufigem Gähnen
- Blässe, Ringe um die Augen
- Frieren bei normalen Temperaturen
- Kurzatmigkeit beim Treppensteigen
- Schnelle Abfolge des Herzschlages
- Ohrensausen
- Kollaps nach dem Essen oder bei raschem Aufstehen

Diese Symptome sprechen für einen Eisenmangel und Blutarmut (Anaemie) als Folge des Blutverlusts.
Schlimmstenfalls mündet die Sickerblutung in einem akuten Volumenmangelschock (Hypovolämie), der sofortige Notfallversorgung verlangt. Todesfälle kommen vor und werden mitunter als »Herzversagen« fehldiagnostiziert. Grundsätzlich kommen als Quellen jeglicher Blutungen, ob erbrochen oder occult über den Stuhl ausgeschieden, folgende Leiden in Frage:

- Magengeschwür
- Duodenalulcus
- Krampfadern des Oesophagus
- Geschwüre im Darm
- Magenkarzinom
  (Magenpolypen führen nur selten zu Blutungen!)

Alle diese Leiden sind mehr oder weniger gefährlich und bedürfen unbedingt der Abklärung und ggf. Behandlung!

Das Magengeschwür

Entstehung: Die Harmonie zwischen den Säuren im Magen und dem von seiner Schleimhaut produzierten Schleim als Schutzfaktor geht verloren. Entweder gewinnen die aggressiven Faktoren die Überhand, dann entsteht meist ein pylorusnahes, also nahe am Magenausgang gelegenes Geschwür, oder die Schleimhaut wird geschädigt oder geschwächt, was zu einer Praedisposition im Antrum und Korpus führt. Dieser Typus der Schleimhautschwäche wird oft von dem bei der chronischen Gastritis bereits erwähnten Bakterium Helicobacter pylori hervorgerufen oder zumindest begünstigt.

Abgesehen von akut ausgelösten Ulcera, etwa durch schwere Hirntraumen, schwere Verbrennungen oder Operationen verursacht, ist der Beginn einer geschwürigen Veränderung schleichend und verläuft meist unspektakulär und unbemerkt.

In der Regel kommt es zu einem Überwiegen der aggressiven Faktoren, die dann das Gleichgewicht stören und die Ulcusentstehung einleiten. Es ist eigentlich ein Wunder, daß dieses labile Gleichgewicht nicht öfters aus der Balance gerät. Wenn Sie wissen, was da alles auf die vielgeprüfte Schleimhaut einwirkt, können Sie bereits erahnen, worin der Großteil einer sinnvollen Therapie liegen wird: nicht im Mehreinnehmen von Medikamenten, sondern im Weglassen schlechter Gewohnheiten und schädigender Einflüsse.

Es gibt eine gewisse familiäre Disposition zum Ulcus. Wenn also in der nächsten Verwandtschaft bereits Ulcera auftraten, ist die Wahrscheinlichkeit, selbst zu erkranken, relativ größer als bei unbelasteten Familien. Im übrigen machen 15% der Erwachsenen einmal in ihrem Leben eine Geschwürserkrankung durch; Männer sind dreimal häufiger betroffen als Frauen. Statistisch fallen selbständig Berufstätige gehäuft als Opfer auf. Sie verbrauchen mehr Kaffee, Schmerzmittel und Zigaretten, lassen dafür eher mal eine Mahlzeit oder den längst fälligen Urlaub ausfallen. Ist er dann erst mal manifest krank, wird gerne der Fehler der Selbstbehandlung mit Diät gemacht. Durch die Vermeidungsstrategie – der nach außen korrekte, aber innerlich von Zweifeln zernagte »Ulcustyp« geht gerne konfliktträchtigen Situationen aus dem Weg, anstatt sich eine gesicherte Diagnose stellen zu lassen und eine sinnvolle Therapie zu beginnen, doktert er selbst an sich herum – wird die Situation nur noch verschlimmert.

Durch das nicht immer begründete Weglassen bestimmter Speisen wird der Speiseplan über kurz oder lang zu einseitig, und es treten Mangelerscheinungen bis hin zum rapiden Gewichtsverlust auf. Das Essen wird schmerzhaft erlebt. Deshalb werden nicht nur die angebotenen Nahrungsmittel in ihrer Vielfalt reduziert, sondern auch Mahlzeiten gehäuft ausgelassen. Der Ulcusträger magert ab. Oft wird die Krankheit erst dann erkannt. Allerdings darf man den Behandlern keinen allzugroßen Vorwurf machen, da ein Ulcus, gemessen an der Schwere der Erkrankung, nicht leicht zu diagnostizieren ist. Vor allem die symptomatische Erkennung ist schwierig, da die Erscheinungen, wie bei allen Magenleiden, nicht pathognomisch sind: Aufstoßen, Völlegefühl, Druck, schlechter Appetit, Übelkeit, mitunter mit Erbrechen. Einzig typisch sind die Schmerzen unmittelbar während des Essens, die jedoch auch bei der Gastritis vorkommen. Ebenfalls typisch ist eine sich wiederholende Verschlechterung bzw. ein Auftreten im Herbst und Frühjahr. Dieses Rezidiv, die Wiederholung des Krankheitsvorgangs, ist nahezu programmiert. Wird längere Zeit nicht energisch dagegen vorgegangen, kann ein Geschwür heftige Komplikationen mit sich bringen.
Die Komplikationen sind es, die diese Krankheit so gefürchtet machen. Das Ulcus selbst verläuft oft stumm, ohne jegliche Symptome – auch wenn die Kliniker mit einem benignen, also einem gutartigen Geschwür, etwas anderes meinen. Sie meinen damit jedes Geschwür, das kein geschwürig zerfallendes Karzinom ist. Also nicht die Komplikationen, lediglich die Entartung verdient den Namen bösartig.
Gleich vorweg: Die These, daß Geschwüre häufig entarten, ist widerlegt, vielmehr kommt es sehr selten vor, daß aus einem Ulcus ein Karzinom wird, vor allem, weil die Entstehungsgeschichten sehr unterschiedlich aussehen.
Die größte Gefahr, die von einem Ulcus ausgeht, ist der Durchbruch (Perforation). Etwa 11 % aller Ulcusträger erleiden diese Krise: Plötzlich einsetzende Schmerzen, die sich bis zur Unerträglichkeit steigern, begleitet von Schweißausbrüchen, dem Zu-

sammenkrümmen des Leibes, der eine heftige Abwehrspannung der Bauchdecke aufweist, die Schmerzen strahlen oft in beide Schultern aus. Nachdem sich die Schmerzen zu einem Furioso gesteigert haben, verhalten sie sich wie der Philosoph Epikur seinen Schülern per Lernsätzen einhämmerte: »Der heftige Schmerz ist nur von kurzer Dauer, der weniger heftige dauert länger, kann aber ertragen werden.« Im vorliegenden Fall führen sie jedoch den Urahn des positiven Denkens aufs Glatteis, da das Nachlassen dieses kurzen, heftigen Schmerzes die eigentliche Gefahr begleitet: Die Magenwand hat endlich nachgegeben, der Inhalt des Magens ergießt sich in die Bauchhöhle. Der Patient ist einer sofortigen Notoperation zuzuführen, da sich sonst eine Entzündung des Bauchfells, die dramatisch und auch heute noch oft tödlich verläuft, ausbreitet. Der Durchbruch kann jedoch auch langsam vonstatten gehen, z. B. durch die Magenrückwand in die Bauchspeicheldrüse. Dieser pathologisch ernstzunehmende Vorgang imponiert zunächst nur durch dauernde bohrende Rückenschmerzen.

Ist das Geschwür noch nicht so tief durchgedrungen, kommt es unter Umständen zum oben geschilderten Bluterbrechen.

Liegt das Ulcus zu nahe am Magenausgang, kann es den mechanischen Abfluß des Speisebreis aus dem Magen behindern oder gar unmöglich machen. In letzterem Fall kommt es zu Erbrechen der unverdauten Speisereste vom Vortag. Schlimmstenfalls kann nicht einmal mehr Flüssigkeit passieren, es kommt zu einer generalisierten Austrocknung und Mineralstoffverlust. Der Magen kann sich dann ausdehnen und verliert an Tonus. Der sogenannte Plätschermagen ist eine Vorstufe dieses Geschehens. Man hört die Flüssigkeit, die getrunken wurde, im Magen herumschwabbeln.

Auch wenn nur ein kleiner Teil aller Ulcera diese Komplikationen bereitet, soll doch darüber informiert werden, da nicht immer nur die anderen krank werden.

Natürlich sollen Sie jetzt nicht dauernd auf der Hut sein und auf eine Magenperforation warten, die Wahrscheinlichkeit dafür ist

gering, aber Sie sind gewarnt für den Fall der Fälle und wissen, daß mit dem Abklingen der Schmerzen die Sache erst anfängt, und können Hilfe organisieren.
Grundsätzlich sollte man, wenn man nicht sicher ist, den Arzt konsultieren und sich einer Gastroskopie unterziehen. Nur sie ermöglicht mit letzter Sicherheit die Diagnose eines Geschwürs.
Ein rechtzeitig erkanntes Ulcus, das sinnvoll behandelt wird, wird keine der gefürchteten Komplikationen nach sich ziehen.
Über die Therapie informiert Sie ein eigenes Kapitel.
Im übrigen sei, was die Entstehung des Ulcus betrifft, auch auf das Kapitel „Alles psychisch?“ verwiesen!

Das Duodenalulcus

Obgleich das Duodenalulcus eng verwandt mit dem Magengeschwür und der Gastropathia nervosa ist, soll es hier gesondert vorgestellt werden. Einmal ist das Duodenalulcus die häufigste geschwürige Krankheit, und sie erzeugt sehr eindeutige Symptome, ist also leichter zu diagnostizieren. Sie hat eindeutige psychosomatische Zusammenhänge.

Entstehung

Nicht jeder Mensch kann an einem Duodenalulcus erkranken; es bedarf dazu einer gewissen Veranlagung. Pathophysiognomiker sprechen von der »Ulcuspersönlichkeit«, die sich durch bestimmte Faltenausprägungen kenntlich macht.
Die erbliche Veranlagung ist erheblich! Bereits bei einmaligem Vorkommen eines Duodenalulcus bei Verwandten ersten Grades ist man geneigt, dies als die Krankheit fördernden Faktor anzuerkennen, da die Krankheit familiär gehäuft auftritt. Ferner ist die Blutgruppe 0 signifikant häufiger betroffen!
Die Ulcuspersönlichkeit manifestiert sich anatomisch durch eine deutliche Erhöhung der Zahl der Belegzellen in der Magen-

schleimhaut – wir wissen, diese Zellen produzieren die scharfe Magensäure. Das heißt, die innere Bereitschaft, auf Reize mit Säuresekretion zu reagieren, wird durch die massenhafte Bereitstellung säureproduzierender Zellen unterstrichen. Kein Wunder, daß diese Menschen dann mit der Zeit »sauer« werden. Gerade das Duodenalulcus, die psychosomatische Erkrankung par excellence, ist bestimmt von seelischen Faktoren. Freudige wie verärgernde Nachrichten bzw. Außenreize fördern die Säureausschüttung im Magen, ebenso alle Reize, die durch den Nervus Vagus dorthin geleitet werden. Angst allerdings hemmt die Säureausschüttung. Ob man dies therapeutisch nutzen kann, ist fraglich.

Der Vagus ist der parasympathische Ast des Vegetativen Nervensystems. Wird er überreizt, führt dies zu Krämpfen der glatten Muskulatur (z. B.: in den Bronchien oder im Verdauungstrakt) und zu Schleim- bzw. Säuresekretion. Seine anderen Aufgaben interessieren hier nicht. Der Vagus ist das Transportvehikel für emotional bedingte Reize an die Verdauungsorgane. Geschehen also Ereignisse, die den Patienten emotional stark bewegen, sezerniert er, ohne es zu wissen oder zu wollen, Säure, was ohne Pufferung durch aufgenommene Nahrung die Schleimhaut reizt und mit der Zeit schädigt.

Man kann dies gut beobachten, indem während eines Gesprächs mit einem unliebsamen Zeitgenossen plötzlich gluckernde Geräusche in der Magengegend auftreten. Sie sind die innere Resonanz auf äußere Aggression.

Bei der Entstehung eines Ulcus wirken also alle drei Faktoren zusammen: Genetik, psychische Veranlagung, Hyperazidität.

Diese drei Pferde ziehen leider neben der Ulcuskrankheit einen weiteren Wagen, die Suchtpersönlichkeit. Diese bedient sich im Zusammenhang mit dem Duodenalulcus gerne des Tabaks, um die bohrenden Hungerschmerzen zu unterdrücken, oder es wird zuviel gegessen.

Erscheinungsbild

Oft verläuft ein Duodenalulcus ohne Symptome, der »Geschwürsträger« gibt aber an, er vertrage gewisse Speisen und Getränke nicht oder nur schlecht. Diese Unverträglichkeiten nehmen periodisch in Frühjahr und Herbst zu, dazwischen wird auch einmal »alles« vertragen. Hellhörig werden sollte man bei Beschwerden auf Kaffee, Zwiebeln, Weißwein, Pflaumensaft, Süßspeisen und Knoblauch (nur eine Auswahl aus dem Heer der Säurelocker).
Häufiges Aufstoßen, Druck und Völlegefühl im Oberbauch treten auch schon früh auf, sind aber keine signifikanten Beschwerden. Oft tritt die Erkrankung erst spektakulär mit einer »Magenblutung« bzw. einem Durchbruch zutage. Treten regelrecht Schmerzen auf, dann meist nachts in der zweiten Nachthälfte, nüchtern und zwei bis drei Stunden nach den Mahlzeiten. Der Appetit ist unvermindert gut, und es wird, wie schon erwähnt, gegen die mit dem Hunger einhergehenden Schmerzen angegessen. Deshalb erfolgt in den Zeiten der Jahreszeitenwechsel von kalt auf warm und umgekehrt eine gewisse Gewichtszunahme.
Der Ulcuspatient macht instinktiv das Richtige: Er ißt mehrmals am Tag kleinere Portionen, was generell auf die Verdauung einen sehr positiven Einfluß hat.
Diese gesteigerte Nahrungsaufnahme sollte eiweißreich sein. Damit kann man eine echte Prophylaxe gegen Ulcusschmerzen bewirken. Manchmal verschafft auch das Erbrechen von Säure eine gewisse Erleichterung.
Die Schmerzen haben typische Stellen am rechten Rippenbogen, der auch druckempfindlich ist. Obwohl die Schmerzen gern in die rechte Seite hin ausstrahlen, sind sie an bestimmten Punkten konzentriert und auffindbar.
Schmerzen stehen überhaupt im Vordergrund, Übelkeit kommt so gut wie nicht vor. Obwohl die Symptomatik eindeutig sein kann, sollte die Diagnose mit Hilfe der Gastroskopie gesichert

Als Begleiterscheinung tritt gerne eine hartnäckige, krampfige Verstopfung mit starken Blähungen hinzu. Blähungen sind, entgegengesetzt zur allgemeinen Auffassung, Gase, die aus dem Darm nicht entweichen können und dadurch Völlegefühl und die typischen Erscheinungen des aufgetriebenen Leibes erzeugen. Winde, die entfahren, sind eben keine Blähungen! Die Komplikationen sind, wie beim Magengeschwür, gefährlich: Durchbruch und generelle Austrocknung. Die Perforation des Dudodenum kommt häufiger vor, da die Schleimhaut dort dünner ist als im Magen. Da die Krankheit in Schüben verläuft, kann man sich je nach Jahreszeit darauf einstellen und durch geeignetes Essen vorbeugen. Meist verliert sich die Neigung zum Ulcus um das fünfzigste Lebensjahr herum, krebsige Entartung ist noch seltener als beim Magenulcus, und, tröstlich zu wissen, nur sehr sehr wenige Patienten mit Duodenalulcus erkranken an Magenkrebs.

Alles psychisch?

Der Mensch der Leistungsgesellschaft fühlt sich fremd in seiner Welt. Innen wie außen ist er nicht zu Hause: Meist wird die Arbeit nur noch als Streß gesehen und nicht als Identifikationsobjekt. Jedoch auch die Innenwelt des einzelnen dient ihm nicht zur Bestätigung seiner selbst. Aus dieser Orientierungslosigkeit entsteht ein Hang zu triebhafter Beschäftigung und Unruhe. Bezeichnend wäre hier die Kurzgeschichte »Es muß etwas geschehen« von Heinrich Böll. Tun, um das Nichttun, das gleichgesetzt wird mit Leiden, zu übertünchen und zu verleugnen. Von derselben Art ist unsere Freizeitgestaltung, hektisch, betriebsam, erbarmungslos zum Konsum zwingend. Unsere Feste sind leer, unsere Feierlichkeiten hohl, mit dem Blick auf die Armbanduhr die Gedenkminute. Alles dient eher zur Zerstreuung, Ablenkung und Betäubung, anstatt der Intensivierung und Erhöhung des Lebens. Versetzen wir uns in den satirischen Film »KEHRAUS« von Christian Müller. Daß die Satire die Realität nie einholt, dieses Wissen setze ich im folgenden voraus.

Die plakativ ausgelassene Stimmung in der Chefetage während des Kehraus-Balls »Die Traumpolice« der großen Versicherungs-AG trügt. Gerade als der Herr Dr. Berzlmayer, alias Dieter Hildebrandt, am knappen Dekolleté einer angeheuerten Barschönen herumfummelt, erscheinen, selbst peinlich berührt, ein paar Gestalten aus den unteren Rängen des Versicherungsunternehmens auf dem Plan. Im Kreis der Bosse fühlen sie sich unwohl und benehmen sich entsprechend linkisch. Jedoch suchen sie aus diversen Gründen den ertappten Grapscher, um ihn zur

Rede zu stellen. Uns interessiert hier nicht so sehr der überversicherte Josef Weitl (G. Polt), oder der NS-Zorro, beide Opfer des brutalkapitalistischen Vorgehens des Konzerns, sondern vielmehr der erfolgsverpflichtete Versicherungsagent, von Nicolaus Paryla in Admiralsuniform gemimt.

Seine kleine Karriere brachte ihm dauernden Kampf zwischen arglosen Opfern, die er überversichert, um Pluspunkte zu sammeln, und seinem eigenen schlechten Gewissen, das diese Handlungsweise verurteilt. Die Bosse üben extremen Druck auf ihn aus. Was er braucht, sind Abschlüsse, egal auf welche Weise erzielt. Dieser gejagte Mensch steht nun einem führenden Repräsentanten des Konzerns gegenüber, letzterer in jovialer, alkoholisierter Stimmung. In dieser Laune läßt sich der Allgewaltige herab, mit jenen Leuten zu sprechen, deren Arbeit seinen Lebensstil überhaupt erst ermöglicht, und teilt ihnen mit, der gesamte 15. Stock werde entlassen, wegen Ineffektivität. Alle Anwesenden sind persönlich betroffen. »Wegen Ineffektivität«, wie er nicht vergißt, süffisant hervorzuheben. Ein Schlag ins kollektive Gesicht: Zorro zieht seine Pistole, die im übrigen keine Attrappe ist. »Den bring i um, den Berzlmayer«. Dr. Berzlmayer geht in Deckung, die Sekretärin, ebenfalls von der Kündung bedroht, fängt an, hemmungslos zu schluchzen, und von Braunmühl, der Agent, bekommt plötzlich einen Schweißausbruch, er verliert seine formelle Haltung, sein schmerzverzerrtes Gesicht jegliche Kontrolle. Die Maske ist weggerissen; er preßt die Hände vor den Bauch, zerknittert die weiße Admiralsjacke, krümmt sich und sucht fieberhaft in seinen Taschen nach einer Tablette, die er noch hastig einwirft, bevor er eingeknickt zusammenbricht und sich schmerzverkrümmt am Boden windet. Zorro schießt mit dem Revolver in die Luft, Panik bricht aus, keiner kümmert sich um den Zusammengebrochenen, der den Notarzt bräuchte . . .

Nicht immer äußert sich ein Magengeschwür derart dramatisch im Durchbruch, jedoch zeigen sich gewisse auslösende Faktoren in dieser Szene beispielhaft: Der »Ulkuspatient« steht unter einer psychischen Dauerbelastung, der er nicht gewachsen ist. Es wird von allen Seiten an ihm gezerrt, nicht nur von außen! Auch sein Charakter macht ihm zu schaffen. Sein Gewissen versucht erfolglos, ihn von unlauteren Methoden abzuhalten. Er ist ein Gefangener, verstrickt in ein Netz aus Ansprüchen, Ansprüchen, die er an seinen Lebensstil stellt, aber auch Ansprüchen, die an ihn gestellt wurden, die absolut inkompatibel sind. Sein großer Konflikt wird zwischen seinem Gewissen und seinen Arbeitgebern ausgefochten. Unfähig zum direkten Konflikt und auch unfähig zur Vermeidung, wird er, nicht ohne eigene Mithilfe, aufgerieben. Seine Dauerstreßsituation hat den Grundstein zu einer ernsten psychosomatischen Erkrankung gelegt. Die Kündigung, als letzter Tropfen, der das Faß zum Überlaufen bringt, macht aus seiner chronischen Gastritis ein akut durchbrechendes Geschehen.

Der Vater der Psychoanalyse, der Wiener Nervenarzt und spätere Professor Sigmund Freud, erkannte, daß der Mensch, um Unlust abzubauen bzw. zu vermeiden, über Abwehrmechanismen verfügt, die ihm helfen, sich vorzumachen, daß wohl alles in Ordnung sei, was er so macht. Zu diesen Mechanismen gehört auch die Konversion. Unter Konversion versteht man »die Umwandlung eines psychischen Konfliktes, einer Affektregung, die nicht ausagiert werden kann, in ein körperliches Symptom«.

Auf den ersten Blick erscheint es uns absurd, daß eine manifeste körperliche Krankheit wie die Gastritis lediglich als Abwehrfunktion von »Unlust« auftreten soll. Georg Groddeck, das enfant terrible der Psychoanalyse, geht noch weiter und bezeichnet den Körper als symbolischen Ausdruck der Seele. Er erklärt die Psyche als Auslöser aller körperlichen Krankheiten. Unser Thema, die Magenbeschwerden, ist geradezu ein Paradebeispiel für seine Theorie. Gestützt wird er noch von anderer Seite. Gerade die Neurophysiologie, die seelische Prozesse normalerweise als Chemismus erklärt, liefert ihm Munition: Die Russen Pawlow und Bykow konnten nachweisen, daß allein aufgrund psychischer Reize Magensaftabsonderung erfolgt. Dabei wurden experimentell szenische Eindrücke und Erlebnisse mit speziellen Rei-

zen gekoppelt (Signale akustischer oder optischer Art), so daß ein erlerntes Muster entstand. Wenn geläutet wurde, erhielt der Hund Nahrung. Sodann wurde in der zweiten Phase des Experiments nur noch geläutet und dem Hund anstelle von Nahrung eine Magensonde eingeführt, die den Magensaft prüfte. Das Ergebnis zeigte, daß der Hund, auch ohne die Nahrung erhalten, gerochen oder gesehen zu haben, Magensaft sezerniert hatte. Das heißt, er hatte sich darauf eingestellt, auf das Klingelzeichen hin Nahrung zu erhalten und prophylaktisch bereits Magensaft produziert. Dieses Phänomen wird als bedingter Reflex bezeichnet.
Später wurde festgestellt, daß die gesamte Magen- und Darmmotilität von bedingten Reflexen gesteuert wird, deren Auslöser rein psychisch sind.
Auf jeden Fall wird vom an Gastritis erkrankten Menschen diese schmerzhafte Erkrankung einem seelischen Leiden vorgezogen, das offensichtlich noch schmerzhafter sein würde. Dem Patienten darf jedoch nicht vorgeworfen werden, daß er diesen Schritt »gewählt« habe, denn diese Wahl, wie auch die Wahl, welches Organ ausführende Kraft der Konversion wird, wird unbewußt vorgenommen, wie uns ja das Unbewußte so manchen geheimnisvollen Streich spielt. Es bedarf einer oft langwierigen Therapie durch ausgebildete Fachkräfte, um Licht in das unbewußte Dunkel zu bringen.
Nicht ohne Grund habe ich die Überschrift dieses Kapitels mit einem Fragezeichen versehen; gar zu einfach sollte man es sich nicht machen, denn ein Kausalzusammenhang ist nicht erwiesen.
Der alte Streit Henne oder Ei, was war zuerst da, wird auch in der Frage nach der Pathogenese von psychosomatischen Krankheiten ausgetragen. Macht die kranke Seele den Körper krank oder umgekehrt? Ich möchte für keine der beiden Parteien stimmen, da die Wahrheit wie so oft bei »Entweder – Oder«-Fragen in der Mitte zu suchen ist.
Mit dem Auftreten des Magenleidens steht ein psychischer Faktor nicht kausal, aber zeitgleich in Zusammenhang. C. G. Jung bezeichnet dies als Synchronizität: »Parallelereignisse lassen näm-

lich im Prinzip keinen gegenseitigen Kausalzusammenhang erkennen, weshalb sie eben Zufallscharakter tragen. Dennoch sind diese akausalen Zusammenhänge Manifestationen einer gewissen Ordnung in der Natur der Physis und Psyche.« (Ges. Werke VIII § 985)

Auch wenn ich der psychischen Komponente bei der »Gastritis« großes Gewicht beimesse, so muß doch klarwerden, daß jegliche Krankheit den ganzen Menschen befällt, bzw. daß es kranke Menschen gibt, aber keine Krankheiten. Die künstlich erzeugte Dichotomie in Körper – Seele, Körper – Geist und was sich alles zum besseren Verständnis trennen läßt, ist eben nur für Lehrzwecke, nicht aber für ganzheitliche Therapie geeignet.

Ist alles psychisch? Ja und nein! Jedes Leiden hat seine psychischen Komponenten, darüber sollte man jedoch nicht die körperlichen Phänomene übersehen – und umgekehrt! »Denn auch die Neurosen sind unorthodox und erweisen sich der körperlichen Behandlung gegenüber nicht immer ablehnend. Die Tatsache ist eben, daß es Neurosen vorwiegend körperlicher und solche vorwiegend seelischer Art gibt.« (C. G. Jung GW II, § 857)

Genauso, wie hier der Begründer der analytischen Psychologie ausführte, kann es sich eben auch einmal umgekehrt verhalten, daß körperliche Symptome durch auf die Psyche zielende Therapie zum Verschwinden gebracht werden.

Um zum Beispiel des Versicherungsvertreters zurückzukommen: Die Anforderungen sind zu hoch geschraubt, der arme Kerl ist nicht entfernt dazu im Stande, sich selbst zu verwirklichen. Sein Ich-Bewußtsein ist stark angegriffen, er kann sich nicht mit seiner Arbeit identifizieren, kann sie nicht einmal gutheißen und bejahen. Wie er werden die meisten Menschen dauernd dazu gedrängt, Dinge zu tun, die sie innerlich ablehnen, und es wird lediglich in Gestalt des Gehaltes eine finanzielle Entschädigung für ihren Aufwand an Zeit und psychischer Energie gewährt. Durch die Arbeitsbedingungen verödet das Leben innerlich wie äußerlich.

Der Fließbandarbeiter à la Chaplin, der noch nach der Arbeit

Schrauben anzieht, der Taxifahrer, dem die Stimme des Fräuleins von der Zentrale auch während der Freizeit im Ohr quäkt, der Banker, der noch nachts im Schlaf mit Aktien handelt, sie alle reden eine beredte Sprache über unsere alltägliche Arbeitswelt. Viele verkümmern seelisch, ohne jemals wirklich krank geworden zu sein.
Auch wenn es nun ketzerisch klingt: Der Kranke mit dem »nervösen Magen« hat den unschätzbaren Vorteil, daß sein Zustand es ihm überhaupt erlaubt, sich in Behandlung zu begeben. Natürlich braucht er Glück, um an einen kompetenten Behandler zu geraten. Denn gerne kommt ihm die rein somatisch orientierte Medizin entgegen, wenn er nicht von sich aus einsehen kann, was sein Magen mit seiner Seele zu tun haben soll, und er verläßt die Sprechstunde, mit einem Antazidum und frommen Wünschen versehen.
Wie oben schon erwähnt, wird die Diagnose »Gastritis« zu häufig gestellt. Nur wenn der Behandler in psychosomatischen Zusammenhängen denkt, wird er die psychischen Gegebenheiten explorieren und in seine Therapie einfließen lassen.

Was ist Psychosomatik?

Die Psychosomatik ist eine medizinische Richtung, die sich die Aufgabe gestellt hat, Zusammenhänge zwischen seelischen und körperlichen Abläufen zu untersuchen. Ihr Modell beinhaltet nicht die oben angesprochene Dichotomie in Körper und Seele, sondern es ist ganzheitlich ausgerichtet, das heißt, Seele und Leib bilden zusammen ein Ganzes und sind untrennbar miteinander verknüpft. Das Symptom »Gastritis« ist Ausdruck eines psychischen Konfliktes. Es lenkt Aufmerksamkeit und Energie auf sich, macht auf den Heimgesuchten den Eindruck, hier wäre sein wahres Leiden konzentriert, und hier müsse man dagegen zu Felde ziehen. In der Regel wird auch hier die Therapie begonnen – doch nicht immer beendet!

Was kränkt – macht krank! Versagensängste, Unlustgefühle, Dauerstreß in der Partnerschaft, Frustrationen am Arbeitsplatz wie oben angeführt, all dies kann über kurz oder lang körperliche Krankheiten auslösen, nicht nur begünstigen. Umgekehrt kann aber auch eine körperliche Krankheit schwerwiegende seelische Konsequenzen nach sich ziehen, wie die reaktive Depression auf traumatische Ereignisse hin, wie es beispielsweise eine Brustamputation nach einem Mammakarzinom darstellt. Ist letzteres ohne weiteres einsehbar, braucht man zur Klärung psychisch induzierter körperlicher Leiden ein besonderes Verständnis.
So sagt der Arzt und Psychotherapeut Dr. Walther H. Lechler: »Krank werden können ist eine Gnade . . . Es ist keine Schande, krank – dumm, unreif, dumpf, blind, lahm taub, aussätzig – zu sein, aber es ist eine Schande, nichts dagegen zu tun.«

Warum der Magen?

Die Organwahl geht nach Gesichtspunkten der Symbolik vor sich. Jenes Organ, das am ehesten dazu geeignet erscheint, den Kern des Problems symbolisch auszudrücken, wird symptomatisch augenfällig krank. Diese Auswahl geschieht nicht rein zufällig, sondern jedes Krankheitssymptom symbolisiert einen bestimmten Konflikt. Seelische Spannungen werden über das vegetative Nervensystem in den organischen Bereich übertragen. Wenn man früher vom »locus minoris resistentiae«, also dem Ort des geringsten Widerstandes sprach, vor allem klinischerseits, so findet man in Klinikerkreisen heute zu den Begriffen der Naturheilkunde zurück, wo es hieß »locus majoris irritabilitatis«, dem Ort der größten Ansprechbarkeit und Reizbarkeit. Das Organ ist nicht schwach, sondern besonders empfänglich für die Fehler, die gemacht werden. Gleichzeitig macht es auf die Fehler aufmerksam, und zwar in einer Symbolsprache.
Der Magen wird als der »Resonanzboden der Affekte« bezeichnet. Durch die psychische Dauerspannung wird den Magenwänden nicht genügend Blut zugeführt, der Magen wird zum »Trig-

gerpoint« psychischen Fehlerlebens, die Reaktion des Magens auf psychisch verletzende Außenreize erfolgt ziemlich rasch, die konflikthaft erlebten Ereignisse »schlagen auf den Magen«.
Hier gilt es zu unterscheiden, ob sich das Leiden als »nervöser Magen« oder als Geschwürkrankheit äußert. Beide Erkrankungen sind psychosomatisch im Erscheinungsbild und können auch von beiden Seiten her therapeutisch angegangen werden, sowohl von der körperlichen als auch von der psychischen Seite her.

Der nervöse Magen

Daß die Diagnose Gastropathia nervosa, nervöser Magen, erst nach Ausschluß eventueller organisch manifester Erkrankungen gestellt werden darf, ist klar. Für diese Art der psychosomatisch bedingten Magenerkrankung ist der oral passive Typ anfälliger, also jener Menschenschlag, der sich selbst nichts herausnehmen kann, der an seine Umwelt einen übergroßen Versorgungsanspruch stellt und aggressiv gehemmt ist. Aggressiv gehemmt bedeutet nicht einfach: »Nicht zuschlagen können«, was ja unter Umständen gar nicht so schlecht wäre, sondern die Unfähigkeit, aus freien Stücken an Aufgaben oder andere Menschen herangehen zu können. (Lateinisch: aggredi = gehe heran, gehe auf ... zu).

Der Ulcus-Typ

Im Gegensatz zum passiven Typen ist der Geschwürstyp aktiv und ehrgeizig, hat eigene Vorstellungen und will sie auch durchsetzen. Sein Stolz gilt seiner Selbstbeherrschung, er läßt keine Gefühle nach draußen dringen – und keine herein, ist immer »verkopft«. Dieses Erscheinungsbild präsentiert er seiner Umwelt. Was nicht so deutlich wird, sind seine infantilen Abhängigkeitswünsche, sein Anspruch auf Verwöhnung. Auf Versagung reagiert er mit Dauerfrust und unterdrückten Rachegefühlen. Nach außen hin ist er z. B. nach wie vor der korrekte, akribische

Verwaltungsbeamte, in seinem Inneren tobt ein verbissener Kampf. Seine Selbstbeherrschung ist teuer erkauft, denn rational weiß er ja, wie überzogen seine Ansprüche sind und wie sie auf die Umwelt wirken müßten, kämen sie ans Licht. Sein Verlangen nach Nähe, Geborgenheit und Nestwärme ist unersättlich. Er ist der »Symbiosetyp« schlechthin, der sich durch ein idealisiertes »Wir« in seiner Beziehung definiert. Nur ist dieser weitverbreitete Typus der Ichausdehnung über einen andern Menschen, um ihn einzuverleiben, so daß beide füreinander überlebenswichtig werden, in der Gestalt des Ulcustyps dadurch auffällig, daß seine Verschmelzungsphantasien mit Gefüttertwerden und Versorgtwerden einhergehen.

Mit der somatischen Erkrankung wird oft appellativ die Umgebung zu größerer Anteilnahme und mehr Anerkennungsbezeugungen aufgefordert, das heißt, das körperliche Symptom kann den unbewußten Versorgungswünschen entgegenkommen und sie für alle sichtbar zum Ausdruck bringen mit der unausgesprochenen Forderung: »Schau nur her, wie krank ich jetzt bin, nachdem du mich dauernd vernachlässigt hast. Jetzt endlich siehst du wohl ein, daß du mir helfen und dich mehr um mich kümmern mußt!«

Teilweise durchschaut der Kranke sogar rational seine symbolische Krankheit und ist sich über den »Krankheitsgewinn«, wie es so schön heißt, im klaren – er erfährt tatsächlich mehr Zuwendung, wird aber dadurch am persönlichen Weiterkommen, am Reifungsprozeß gehindert und verfällt in eine Regression, also Stagnation. Voll auf seine Kosten kommt er jedoch auch nicht, denn seine Abhängigkeitswünsche sind extrem! Sie werden aus zwei Gründen verunmöglicht:

Äußere Versagung:

Seine Umwelt, Kollegen, Partner, gehen nicht auf seine nur versteckt geäußerten Wünsche ein. Vielmehr wird er, da er als dienstwillig bekannt ist, von seiner Umgebung mit Lasten überhäuft, erhält noch mehr Verantwortung anstelle eines Eingebundenseins ins Ganze.

Innere Ambivalenz:

Sein Ich als Kontrollfaktor erkennt die Unmöglichkeit einer Befriedigung seiner Phantasien und kompensiert durch zwanghafte Selbstbehauptung und Selbständigkeit Aggression gegenüber scheinbar oder tatsächlich bemutternde oder bevormundende Instanzen oder Personen. Er flüchtet sich in Aktivität, die oft in Zwangsaktionismus und krankhaften Ehrgeiz ausufert.

Nicht immer haben wir diese klassischen Typen vor uns, Mischformen treten häufig auf, und es gibt auch Ulcera ohne erkennbare psychische Induktion.

Das psychische Element bei der Entstehung von Magenleiden

Die Weichen für psychogene Magenkrankheiten werden schon in der frühesten Kindheit gestellt: Lust und Unlust des Säuglings kennen ein einziges großes Reflexzentrum, seinen Mund und das Milchsaugen an der Mutterbrust.

Lateinischt heißt »Os, oris« der Mund, die Öffnung. Deshalb bezeichnet man diese Entwicklungsphase, in der sich alle Triebe auf eine Befriedigung des Primärbedürfnisses »Milchsaugen« konzentrieren, als orale Phase. Werden diese Triebe befriedigt, äußert sich das Kind zufrieden, fühlt sich eins mit dem geliebtbegehrten Objekt Mutterbrust. Dieses Milchsaugen hat jedoch nicht nur den rein physischen Zweck der Nahrungsaufnahme, sondern der Säugling an der Mutterbrust empfindet vor allem Trost, Geborgenheit und Liebe. Wie leicht beobachtet werden kann, schlummern Säuglinge ja gerne seelig an der Mutterbrust nuckelnd, ohne wirklich zu trinken.

Wie hinlänglich bekannt, hat der Stauferkaiser Friedrich II. (1194–1250) diverse Versuche mit Menschen angeregt, wobei Humanität weit hintangestellt wurde, und die Erforschung bestimmter physikalischer Gegebenheiten ganz im Vordergrund stand. Zimperlich war er sicher nicht. Sein besonderes Interesse galt Entwicklungsproblemen. So ließ er einer Reihe von Säuglingen täglich eine gewisse Menge von Milch, die man zum Überleben für notwendig hielt, geben, wies jedoch die Ammen an, keine liebevolle Zuwendung zu gewähren, sondern lediglich als »Futterstationen« zu dienen. Das Ergebnis war niederschmetternd. Trotz vorzüglicher Ernährung starben die Kinder – an Entbehrung, nicht an materieller, sondern an psychischer, sozialer Entbehrung, letztendlich an Vereinsamung. Daran hat sich natürlich in den letzten 700 Jahren nichts geändert. Vernachlässigte Säuglinge tragen psychische Schäden davon. Erstaunlicherweise spiegeln sich diese Störungen jedoch nicht so sehr in den Verdauungsorganen oder dem Magen als Somatisationspunkt des psychischen Geschehens. Der Eßakt wird nicht so ambivalent aufgenommen, die Frustration aufgrund des Nichtvorhandenseins der Mutter wird nicht so sehr als Hunger, sondern vielmehr als Verlassenheit erlebt. Es entsteht eine schizoide Persönlichkeitsstruktur mit ausgeprägten Verlassenheitsängsten und Selbstzweifeln, die paradoxerweise in einer »Angst vor Nähe« gipfeln. Dieser Aspekt interessiert uns hier nur am Rande.

Für viele Eltern wird jedoch aus Zeitmangel und anderen Gründen das Über-Füttern ihrer Kinder als Ersatz für Liebe und emotionale Zuwendung praktiziert. Die Mutter ... natürlich, die Mütter sind an allem schuld, wird sich jetzt so manche(r) denken, aber meistens ist es leider so ...

Die Mutter ist also überbesorgt um ihr Baby und füttert übertrieben, womit sie meint, ihre Liebe zum Ausdruck zu bringen. Sie zeigt mit diesem Füttertrieb nicht nur ihre emotionale Verkrampftheit, sondern übt, als unerwünschte Nebenwirkung, massiv Macht und Kontrolle über ihr Kind aus. Eine derartige Verhätschelung lähmt das Baby in Eigeninitativen, das dickliche Kind (ca. 40 % der Kinder im Grundschulalter Deutschlands sind übergewichtig!) strotzt nach außen vor Bequemlichkeit und Faulheit, passiven Verhaltensweisen, die man ihm später als Charakterfehler anrechnen wird und im Erwachsenenalter kritisiert. Es entwickelt eine übermäßige Anspruchshaltung gegenüber der in den Ernährern verkörperten Umwelt, die später zu echten

Problemen führt, körperlich manifest durch den dauergeschädigten Magen.
Um es auf den Punkt zu bringen. Das zugestopfte Baby und Kleinkind ist materiell überversorgt, überfüttert, reizüberflutet. Was ihm fehlt, ist echte Liebe, ist emotionale Zuwendung und das Gefühl, sich frei entfalten zu können. Die erste aufkeimende Opposition des Kleinkindes äußert sich normalerweise im Ausspucken nichtgeschätzter oder zur falschen Zeit verabreichter Nahrung. Diese erste Protesthaltung wird meist durch das Nachschieben von Nahrung niedergebügelt. Das Kind lernt so auf einschneidende Art und Weise, daß es alles schlucken muß, von der abgelehnten Nahrung, über Demütigungen durch Vorgesetzte und »Liebespartner« bis hin zu geistiger Indoktrination.

Problematisch ist die Assoziativkraft psychosomatischen Geschehens: Magenerkrankungen können zum Beispiel dadurch entstehen, daß der Eßakt mit Unlust erzeugenden Situationen verbunden war.

Leider wird immer noch viel zu oft die instinktive Abwehrhaltung des Kindes gegenüber bestimmten Nahrungsmitteln ignoriert bzw. das Kind als heikel bezeichnet, wenn es nicht kommentarlos alles ißt. Oft hat diese Ablehnung den Hintergrund, daß das Kind die Speise tatsächlich schlecht vertragen würde, die Verweigerung eigentlich Selbstschutz ist. Mit der Durchbrechung dieses Selbstschutzes werden die Kinder oft regelrecht krankgefüttert.

Psychotherapie

Der »Psycho-Markt« quillt über. Ein Dschungel von Kursen, Workshops, Seminaren, Selbsterfahrungsgruppen und Meetings, meist über ein Wochenende oder mehrere, lehren den Ratsuchenden vor allem Vorsicht. Es wird zum einen viel Unausgegorenes angeboten, nicht immer von böswilligen Leuten. Doch gerade im psychischen Bereich ist vor Halbheiten entschieden zu warnen.

Während des Kurses ist alles »Friede – Freude – Eierkuchen«, unbewußte Elemente werden zerpflückt, um deren Konfrontation ein ernsthafter Therapeut längere Zeit herumschleicht und auslotet, ob sein Patient sie auch verkraften kann. Im Moment wirkt die Sache auf den Kursteilnehmer vielleicht befremdlich, und sein Unbehagen wird vom »Guru« mit dem Hinweis auf »Psychowiderstand« wegerklärt.

Der tatsächliche Ausbruch der negativen Kräfte erfolgt jedoch erst ein paar Wochen später, der Zusammenhang mit dem »Seminar« ist gar nicht mehr klar, der Klient fällt in eine Krise, die ihn, da er alleingelassen ist, in seiner Entwicklung zurückwirft, statt ihn zu fördern. Nichts gegen Selbsterfahrungsgruppen und -seminare. Zu empfehlen sind sie nur, wenn niemand hintergründige Interessen damit in Verbindung bringt, wenn eine hinreichende Betreuung auch außerhalb der Treffen möglich ist, und wenn der/die Kursleiter(in) sich als kompetent und vertrauenswürdig erweist.

Unabhängig von den Weisheiten, die manche selbsternannten »Gurus« unter das Volk bringen, sei immer auf das Preis-Leistungs-Verhältnis geachtet und auf das Geschäftsgebaren der Kursanbieter. Ich möchte hier auf die Resultate, die die Stiftung Warentest in ihrer Zeitschrift vom September 91 ermittelte, verweisen, da eine Besprechung der diversen Möglichkeiten den gegebenen Rahmen sprengen würde. Vor allem ist eindringlich davor zu warnen, Selbsterfahrungs- oder andere Psycho-Kurse mit einer regelrechten Psychotherapie zu verwechseln!

Wenn psychosomatische Beschwerden vorliegen, wie der nervöse Magen oder eine Veranlagung zum Geschwür, ist derartigen Kursen mit Skepsis zu begegnen, da langfristige Betreuung und Kontrolle nötig sind, was nur in einer fundierten Therapie gewährleistet ist.

Der Schritt in diese Richtung wird heute leider immer noch als der erste auf dem Weg in die »Klapsmühle« angesehen. Wie ich bisher hoffentlich deutlich gemacht habe, ist dies natürlich nicht der Fall. Viel mehr Menschen befinden sich momentan in psychotherapeutischer Betreuung, als landläufig angenommen wird, da dieses Faktum vor der Umwelt gern geheimgehalten wird. Diese Haltung trägt leider zur Tabuisierung des Themas bei, da nur wenige Ratsuchende ihren Mitmenschen gestehen, daß sie in Therapie waren und daß ihnen dies auch etwas gebracht hat.

Außerdem sind viel mehr Menschen als man glaubt mit psychosomatischen Leiden behaftet – geben es aber aus falscher Scheu nicht zu. Das heroische Aushalten von Schmerzen, Ängsten oder sonstigen Beschwerden wird gesellschaftlich immer noch höher eingestuft als der Gang zum Psychotherapeuten, der unter Umständen wirklich helfen kann. Dasselbe gilt im allgemeinen auch für Heilpraktiker, doch hat sich das öffentliche Bewußtsein dahingehend gewandelt, daß naturheilkundliche Therapien, die in der Regel von psychotherapeutischen Maßnahmen flankiert werden, in der allgemeinen Wertschätzung zugenommen haben. Es besteht wirklich kein Grund, eine psychotherapeutische Kur nicht in Erwägung zu ziehen.

Wichtig ist dabei nicht unbedingt die Methode oder die Schule, nach welcher der Therapeut arbeitet, sondern es ist die »halbe

Miete herinnen«, wenn ein positives Verhältnis zwischen den Partnern im Arbeitsbündnis für die seelische Entwicklung des Patienten herrscht. Es soll eine offene menschliche Begegnung stattfinden, wobei der Therapeut mit Verständnis, Einfühlung und bewertungsfreier Akzeptanz dem Klienten gegenübertritt.
Der Patient braucht die christlichen Kardinaltugenden: Glaube, Liebe, Hoffnung, denn wenn auch der Therapeut kein Übermensch ist, der dem Patienten »zeigt, wo's langgeht«, so sollte ihm doch wenigstens zugetraut werden können, daß er mit dem Klienten zusammen einen gangbaren Weg auskundschaften wird.
Neueste amerikanische Studien belegen dieses Phänomen nun auch statistisch, so daß sich ein gutes Gefühl nun auch auf Zahlen gestützt untermauern läßt. Dabei kristallisierte sich heraus, daß die Erfahrung des Therapeuten ausschlaggebend für den Erfolg ist. Natürlich ist Erfahrung ein wertvoller Schatz, an dem teilzuhaben dem Patienten großen Gewinn bringt, jedoch halte ich persönlich das Verhältnis zwischen Patient und Therapeuten für das wichtigste Element für das Gelingen der Therapie.
Hier kann man natürlich keine generellen Empfehlungen geben, manchmal ist es ja auch sinnvoll, sich eine Person als Behandler zu wählen, an der man sich reibt, vor allem für jenen Typus des oral abhängigen Menschen, der nie gelernt hat, sich durchzusetzen und eigene Ziele zu verfolgen. Wenn der Therapeut gut ist, wird er seinen Klienten so lange provozieren, bis dieser irgendwann die Fassung verliert und seine Aggression zuläßt und losbrüllt.
Allein die Entdeckung, daß auch diese Elemente in einem verborgen sind und daß man sie herauslassen kann, ohne gleich dafür gerügt oder abgelehnt zu werden, ist Gold wert. Therapie ist immer ein Nachreifen un- bzw. unterentwickelter psychischer Fähigkeiten. Reifung kann niemals ein ad-hoc-Phänomen, kein Aha-Erlebnis sein!
Ein langer und mühsamer Weg führt durch die klassischen Therapien, Freudsche Psychoanalyse, Jungsche analytische Psycho-

logie oder Logotherapie nach Viktor Frankl, doch er führt den Ratsuchenden seiner Heilung entgegen.
Ethymologisch hat das Wort »Heilung« mit »ganz« zu tun. Das gotische »Hala« entspricht dem englischen »whole«; heil und ganz sind gewissermaßen Synonyma.
Der Heilungsvorgang ist ein Ganzwerdungsprozeß, er dauert oft Jahre, genaugenommen ein Leben lang, denn wer kann von sich schon behaupten, er sei ganz?
»Bescheidne Wahrheit red ich dir, wenn sich der Mensch, die eitle Narrenwelt, gewöhnlich für ein Ganzes hält«, mokiert sich Mephisto in Goethes »Faust« (I). Doch der Dichter hält ihm an anderer Stelle entgegen: »Immer nur strebe zum Ganzen. Und kannst du ein Ganzes nicht sein, als dienendes Glied schließ einem Ganzen dich an.«
Und sein Himmelsgott, wiederum »Faust«, bekommt folgenden Text in den Mund gelegt: »Es irrt der Mensch, solang er strebt . . . ein guter Mensch in seinem dunkeln Drange, ist sich des rechten Weges wohl bewußt . . . Wer allzeit strebend sich bemüht, den wollen wir erlösen.«
Die Bewußtwerdung des rechten Weges ist das Ziel der Therapie. Auch als ganz normaler nicht-esoterischer Mensch darf man sich zu der Behauptung versteigen, der Weg sei das Ziel. Wer bewußt seinen Weg wählt und geht, kann nicht so leicht in die Irre gehen, wie jener, der sich nur von instinktiven Impulsen oder gar von anderen Menschen, die zu wissen vorgeben, was ihm guttue, leiten läßt. Derart »fremdgesteuert« kann natürlich der Weg kein Ziel sein, und man benötigt ein Ziel in weiter Ferne, das zu erreichen eine mehr oder weniger stark ausgeprägte Selbstverleugnung rechtfertigt.
Damit soll nicht gesagt sein, daß dieser vielzitierte Weg als Ziel ein Weg durch sonnige Landschaften mit Obstbäumen und sprudelnden Quellen am Wegesrand ist, weite Strecken verlaufen in bedrohlichen, finsteren Unterweltsgefilden voller Zweifel und Depression – sicher keine angenehme Aussicht. Aber irgendwann muß man sich die Frage stellen und entscheiden, ob man länger

seinen Lebenslügen aufsitzen will, oder ob man den Blick in die eigene psychische Realität zu wagen bereit ist.
Versuchen wir kurz, uns in die Denkweise des mittelalterlichen Menschen zu versetzen: Er war nicht imstande zwischen organischer und anorganischer Substanz zu unterscheiden. Für ihn war alles belebt. Die Erfahrungen, die er mit Tieren, Pflanzen und Menschen machte, dehnte er auf Mineralien, Steine und den Kosmos aus. So haben Steine Sympathie und Antipathie, Planeten bestrahlen günstig oder böse, alles ist einem Willen unterworfen. Die Elemente verhalten sich wie Personen und werden deshalb auch personifizierend mit latinisierten griechischen Götternamen belegt. So gibt es saturnische und merkuriale Kräfte etc. Aus dieser Sicht der Dinge entwickelte sich die Alchemie.
Wir wissenschaftlich denkenden Menschen belächeln überheblich diese magisch-mystische Weltanschauung, sind uns jedoch nur in Ausnahmefällen bewußt, daß wir Opfer des Umkehrschlusses geworden sind. Wir, vertreten durch die moderne Naturwissenschaft, können Gesetzmäßigkeiten der unbelebten Materie erkennen (und glauben auch, sie zu beherrschen) und ziehen daraus Rückschlüsse auf den Menschen. Es kommen quantifizierende Methoden zur Anwendung, die im Zusammenhang mit toter Materie durchaus sinnvoll sind, jedoch am Lebendigen genauso vorbeiarbeiten wie der Alchemist, der allen Ernstes Gold aus Blei machen wollte. Die Naturwissenschaftler von heute benehmen sich genauso abergläubisch wie jener Alchemist! Sie sind sich darüber einig, wenn man nur lange genug forscht, findet man den Stein der Weisen, bzw. wenn man genügend Daten gesammelt hat, kann man zwingende Aussagen über das Leben machen.
Was ich damit zeigen wollte, ist die Eigenschaft des menschlichen Geistes, vom Bekannten auf das ihm Fremde zu schließen, also zu finden, was er sucht und nicht was ihm gegenübertritt. Das Unbegreifliche, schwer zu Verstehende ist dem Forscher ein Graus, kein platonisches Staunen wird er sich mehr abnötigen, zu schnell wird in bekannte Kategorien eingeordnet, und man ist auf

dem Holzweg. Gerade die Psyche ist noch immer, nach Freud, Jung, Adler und wie sie alle heißen mögen, ein Kontinent mit vielen weißen Flecken auf der Landkarte.

Die heute so verbreitete und zuweilen hochgelobte Verhaltenstherapie arbeitet z. T. mit einer gewissen Unbekümmertheit, was das Unbewußte, das den Großteil der Psyche ausmacht, anbetrifft.

Man gelangt, zugegeben, unter Umständen schneller mit ihr zum Erfolg, doch muß sich die Dauerhaftigkeit des Erfolges erst noch erweisen. Darüber hinaus sollte man bedenken, daß diese Art von Therapie dem Menschen nicht ganz gerecht wird. Er wird als Computer betrachtet, dem man bestimmte Fakten eingibt, mit der Erwartung bestimmter Ergebnisse. Ziel ist der resozialisierte Normmensch. Eine echte Reifung kann hier nicht stattfinden.

Wer andere Menschen trainiert, im Hauruck- bzw. »Ich will, also kann ich«-Verfahren, seine Ängste oder Aggressionen »in den Griff zu kriegen«, überfordert sie. Anstelle der alten Ich-Ideale baut man so ein neues psychologisierendes Über-Ich auf, das dem Ich vorsagt, wie ein psychisch gesunder Mensch zu funktionieren hat, wie der selbstverwirklichte Mensch von heute agiert. Nicht selten ist krasser Egoismus das Ergebnis solcherart Therapie – weshalb ja auch in uninformierten Kreisen psychologische Begriffe wie »Selbstentfaltung« und »Selbstverwirklichung« mit »Egoismus« synonym gebraucht werden.

Richtige Ernährung

Gleich zu Beginn möchte ich Sie mit einem kleinen Ernährungstest konfrontieren. Diese Art Test wurde von der AOK entwikkelt, und ich habe ihn den Bedürfnissen des Themas entsprechend modifiziert. Er dient der Selbstkontrolle und ist hilfreich zur Aufdeckung und gegebenenfalls Änderung von Ernährungsfehlern. Wer schummelt, betrügt sich selbst, Ehrlichkeit bringt Sie (wie überall sonst auch) weiter.

Beantworten Sie also wahrheitsgemäß jede Frage mit einer der vorgeschlagenen Antworten und machen Sie sich (geheim, damit niemand dahinterkommt) Notizen, wieviel Punkte Sie erreicht haben. Am Ende werden die Punkte zusammenaddiert.

Haben Sie 190 oder mehr Punkte: Sehr gut – Ihre Ernährung ist vorzüglich. Es wäre schön, wenn alle so leben würden. Es gäbe dann keine ernährungsbedingten Krankheiten.

Haben Sie zwischen 165 und 189 Punkte: Gut – Alles in Ordnung, Sie achten auf Ihre Ernährung, sie ist ausgewogen und vielseitig.

Haben Sie weniger als 165 Punkte: – Jene Felder, in denen Sie wenig Punkte eingetragen haben, sollten Sie noch mal kurz unter die Lupe nehmen. Die Höchstpunktzahl 4 sagt Ihnen, ob der Fehler im Zuviel oder im Weglassen liegt.

Wenn Sie hier im Test mit »Gut« oder »Sehr gut« abgeschnitten haben, bräuchten Sie eigentlich das folgende Kapitel über Ernährung nicht lesen. Haben Sie aber weniger als 165 Punkte, wäre es doch gut, sich zu informieren, warum die Bewertung so und nicht anders vorgenommen wird.

	Mehrmals täglich	ca. einmal täglich	jeden 2. bis 3. Tag	ein bis zwei mal/Woche	einmal pro Woche	seltener	Punktzahl
Weißbrot/Semmeln	1	1	1	2	3	4	
Graubrot (Schwarzbrot)	1	3	4	1	1	1	
Vollkornbrot	3	4	3	1	1	1	
Müsli	3	4	3	1	1	1	
Knäckebrot	1	2	4	3	3	3	
Kuchen/Kekse	1	1	1	3	3	4	
Konfitüre/Honig	1	1	2	3	3	4	
Quark/Joghurt	3	4	3	1	1	1	
Frischkäse	3	4	4	2	1	1	
Weichkäse	3	4	4	2	1	1	
Hartkäse	1	1	1	3	3	4	
Wurstaufschnitt	1	1	1	3	3	4	
Schinken	1	1	1	3	3	4	
Geräuchertes	1	1	1	3	3	4	
Eier	1	1	3	4	4	2	
Fisch	1	2	2	3	4	1	
Meeresfrüchte	1	1	2	3	4	3	
Fast-Food	1	1	1	1	2	4	
Schweinefleisch	1	1	1	1	2	4	
Rindfleisch	1	2	3	4	2	4	
Innereien	1	1	1	1	2	4	
Bratwürste	1	1	1	2	2	4	
Geflügel	1	1	1	2	3	4	
Gemüse	3	4	3	2	1	1	
Rohkost	3	4	2	1	1	1	
Hülsenfrüchte	1	2	2	3	4	3	
frische Salate	3	4	3	2	1	1	

	Mehrmals täglich	ca. einmal täglich	jeden 2. bis 3. Tag	ein bis zwei mal/Woche	einmal pro Woche	seltener	Punktzahl
Fertigsalate	1	1	1	2	3	4	
Kartoffeln	1	4	3	2	1	1	
Bratkartoffeln	1	1	1	2	3	4	
Pommes frites	1	1	1	2	3	4	
Nudeln/Reis	1	4	3	3	1	1	
Getreide/Körner	3	4	4	2	1	1	
Knödel	1	2	2	3	4	4	
Suppe	2	4	3	3	2	1	
Pizza	1	1	2	3	4	4	
Eintopf	1	1	2	3	4	3	
Orangen	1	3	4	2	1	1	
Äpfel/Birnen	4	4	3	2	1	1	
anderes Obst	4	4	3	2	1	1	
Kompott/Pudding	1	1	1	2	3	4	
Eiscreme	1	1	1	2	3	4	
Süßigkeiten	1	1	1	2	3	4	
Nüsse	2	4	3	2	2	1	
Milch	2	4	3	1	1	1	
Kakao	2	4	3	2	1	1	
Fruchtsäfte	4	4	3	2	1	1	
Nektar	1	1	1	2	3	4	
Cola/Limonade	1	1	2	3	4	4	
Bier/Wein/Sekt	1	1	2	3	4	4	
Spirituosen	1	1	1	2	2	3	
Mineralwasser	4	4	3	2	1	1	
Kräutertees	4	4	3	2	1	1	
Zwischensumme							

Wieviel Zeit (in Minuten) nehme ich mir zum Essen?

a) Frühstück:			b) Mittag:		
	10	(1P)		15	(1P)
	20	(2P)		30	(2P)
	mehr als 30	(4P)		mehr als 40	(4P)

Wann esse ich zu Abend?

18–19 h	(4P)
19–20 h	(3P)
nach 20 h	(2P)
nach 21 h	(1P)

Wie viele Zwischenmahlzeiten gönne ich mir?

eine	(1P)
zwei	(2P)
mehrmals täglich	(3P)

Was esse ich meistens zwischendurch?

Kaffee und Kuchen	(1P)
Schokoladenriegel und ähnliches	(1P)
Belegte Brote	(2P)
Obst/Joghurt/Müsli	(4P)

Wieviel Tassen Kaffee oder Schwarztee trinke ich täglich?

mehr als 4 Tassen	(1P)
zwei bis vier Tassen	(2P)
eine bis zwei Tassen	(3P)
nicht täglicher Verbrauch	(4P)

Gesamtergebnis ☐

Die chronische Übersäuerung

Der Königsweg zur Entsäuerung

Ist der Magen chronisch übersäuert, führt dieser Zustand langsam, aber sicher zu einer Gewebsübersäuerung. Die Folge sind eine Vielzahl unangenehmer Krankheiten, die alle dem rheumatischen Formenkreis zuzuordnen sind: chronische Schleimhautreizungen, Allergien und das bekannte Muskel- und Gelenkrheuma mit Arthritiden und Arthrosen.
Gerade diese Erkrankungen, die oft Folgeerscheinungen der Übersäuerung des Gewebes sind, treten als erste Krankheitserscheinungen auf den Plan.
Der chronisch übersäuerte Magen fällt vielen, die unter ihm leiden, nicht mehr auf, weil sie sich eben darauf eingestellt haben, daß sie nicht mehr alles vertragen, daß Sodbrennen und Aufstoßen alltägliche Erscheinungen sind. Die Übersäuerung, die über den Lymphweg letztendlich das gesamte Bindegewebe erreicht, erzeugt lange keine Symptome. Es ist deshalb von großem Interesse zu wissen, was sich im Inneren zusammenbraut und was man dagegen tun kann.
Basisch ist das Leben, sauer der Tod, sagt eine alte Weisheit, und: Der Tod sitzt im Darm.
Es ist also dringend angeraten, diesen Säureüberschuß abzubauen. Und je eher man damit beginnt, desto besser. Josef Karl schlug jedem, der ihn um Rat ersuchte vor, ab dem 40. Lebensjahr die Aufnahme von Säuren zu reduzieren und sich mehr der basischen Ernährung zuzuwenden. Niemand ändert gern seine

Ernährungsgewohnheiten von heute auf morgen, und ich weiß, wie schwierig die Überzeugungsarbeit ist, jemanden dahin zu bringen, auf den geliebten Schweinebraten zu verzichten und mehr Gemüse zu essen. Deshalb halte ich für einen Start in die Ernährungsumstellung eine kurze völlige Nahrungskarenz für sinnvoll.

Das Heilfasten

Es gibt so viele verschiedene Methoden, wie es Kurärzte gibt, die sich damit befassen. Ich möchte jedoch hier die von dem Münchner Heilpraktiker Josef Karl übernommene Form vorstellen.
Man muß sich zu Beginn der Kur entscheiden, was man will, ein totales Tee- und Saftfasten oder nur ein Teilfasten zur Säurereduktion.
Für eine Fastenkur völlig ungeeignet ist der Winter. In dieser Zeit ist der Stoffwechsel träge und ohnehin leicht überlastet.
Auch der Sommer ist ungeeignet. Hingegen bieten sich Herbst und Frühjahr mit dem Wechsel der Saftzusammenstellung an. Nicht umsonst haben die europäischen Völker von alters her die Frühjahrszeit als eine Zeit der Reinigung benutzt und ihre Fastenzeit in diese Zeit anberaumt. Manchmal kann man auch als »moderner Mensch« sich an die traditionellen Gegebenheiten halten, ohne »hinter dem Mond zu leben«.
Wenn jemand zu mir kommt und mich um Rat bezüglich des Fastens bittet, schlage ich immer vor, die Mondphasen mitzubeachten: Der abnehmende Mond begünstigt Vorhaben, die auf Reduktion abzielen. Deshalb mache ich auch in den ersten sechs Tagen nach Vollmond, wie es die hl. Hildegard von Bingen lehrt, einen Aderlaß. Ein- bis zweimal pro Jahr hilft er mit, überschüssige Säure abzubauen. Als Vorbereitung zum Fasten ist er sehr hilfreich!
Beim Teilfasten wird viel getrunken, aber auch ein wenig gegessen: Man nimmt einen großen Kochtopf und schneidet in diesen Topf Gemüse aller Art (gelbe Rüben, Sellerie, rote Bete, Pastina-

kenwurzeln, Petersilienwurzeln, Kartoffeln und ggf. auch Knoblauch und Zwiebeln), das aus biologischem Anbau stammen sollte, da man sonst unter Umständen erneut Giftstoffe aufnimmt. Dazu gibt man einen Brühwürfel, der ebenfalls aus pflanzlichen Bestandteilen zusammengesetzt sein sollte – hingegen sind Rinderbrühwürfel zu meiden! Entsprechend viel Wasser zugeben. Das Ganze wird gut gekocht, bis das Gemüse regelrecht zerkocht ist. Sodann gießt man die Brühe in ein anderes Gefäß. Das übriggebliebene Gemüse wird passiert und als Brei gegessen, am besten abends. Tagsüber trinkt man die warme Brühe.

Auf diese Weise führt man dem Körper einen Basenschub zu, der geeignet ist, Säure abzubauen. Diese Prozedur sollte man fünf bis sieben Tage lang durchführen.

Beim regelrechten Heilfasten geht man anders vor: Gegessen wird gar nichts!

Den Tag für den Beginn der Kur sollte man auf einen Samstag legen, da die ersten beiden Tage anstrengend sind und man dabei schlecht arbeiten kann.

In diesen beiden Tagen sollte man sich Ruhe gönnen, Streß meiden, ebenso körperliche Anstrengungen und auch nichts Ungewöhnliches unternehmen. Denn der erste Tag beginnt mit dem Hauptschrecknis des Fastens, dem Abführen.

Es gibt verschiedene Methoden hierfür. Ein Einlauf erreicht meines Erachtens nicht die weiter oben sitzenden Darmabschnitte, ich halte ihn daher für nicht optimal.

Der Darm soll vollständig entleert werden, wie vor einer endoskopischen Untersuchung des Darmes oder einem operativen Eingriff.

Am besten geeignet ist ein Abführtrunk, ein Gemisch aus Glaubersalz und Wasser. Man kann auch das F. X. Passagesalz verwenden, benannt nach dem alten Fastenspezialisten Franz Xaver Meir.

Gewöhnlich dosiert man 1 bis 2 Eßlöffel Glaubersalz auf einen halben Liter Wasser. Die Wirkung tritt nach drei bis vier Stunden ein und räumt den Darm gründlich leer. Allerdings sollte man diese Prozedur am dritten Fastentag erneut durchführen, um eventuell liegengebliebene Kotreste, manchmal treten sogar Kotsteine zutage, herauszubefördern.

Warum vor dem Fasten reinigen?

Der Körper stellt sich dadurch auf Ausscheidung um, der Magen produziert weniger Säure, die Darmmotilität wird verringert, dafür gehen die Ventile nach draußen auf, zunächst der Darm, dann die Nieren und die Haut. Strenggenommen wird auch über die Ausatemluft Gift ausgeschieden, so daß wir von vier Ventilen sprechen können.

Während der Fastenzeit, die zwischen drei und 21 Tagen währen kann, stellt sich im Körper einiges um. Gleich vorweg: Man verhungert nicht so schnell, wie an landläufig glaubt. Zwei Wochen ohne Essen haben noch keinen Gesunden umgebracht, wenn er genug dabei getrunken hat.

Wenn man an auszehrenden Krankheiten leidet, sollte man das Fasten sein lassen. Wer länger als sieben Tage fasten will, sollte sich währenddessen einem Arzt oder Heilpraktiker anvertrauen. Vor allem kreislauflabile Menschen bedürfen der Überwachung. Leidet man unter Darmpilzbefall, ist das Fasten nicht geeignet, da sonst die Myzele der Pilze durch die Darmzotten ins Blut und dadurch in die Organe gelangen können. Sinnvoll ist es jedoch, während einer antimykotischen Therapie, also dem Versuch, die im Darm befindlichen Pilze zu vernichten, eine Fastenkur zu machen. Es wird so den »bösen Buben« im Darm der Nährstoff entzogen, und gleichzeitig werden sie aktiv bekämpft.

Am dritten Fastentag schwindet in der Regel das Hungergefühl, man fühlt sich wacher als sonst und ist geistig aufnahmefähiger. Körperliche Strapazen sollte man sich aber nicht zumuten. Auf Körperpflege ist mehr als sonst zu achten, da die Giftstoffe die über das Hautventil ausgeschieden werden, sich nicht unbedingt durch Wohlgeruch auszeichnen. Ebenso gehen in den ersten beiden Tagen sehr übelriechende Winde ab, was aber nach dieser Zeit aufhört. Der üble Geruch kommt jedoch nicht nur von den

dem Körper eingelagerten Giftstoffen, sondern ist auch bedingt durch das schwefelhaltige Abführsalz.
Wesentlich ist, täglich eine große Menge zu trinken. Dabei soll gesteigerter Wert auf sogenannte Neutralflüssigkeit gelegt werden. Das Gewebe soll gut durchgespült werden, wozu zweieinhalb bis drei Liter pro Tag nötig sind. Als Neutralflüssigkeiten bezeichnet man Kräutertees, Mineralwasser oder auch Gemüsesäfte. Hier kommen auch nur Säfte von Gemüse aus biologischem Anbau in Frage.
Man kann so vorgehen, wie beim Teilfasten beschrieben, nur soll man das Gemüse nicht essen, da sonst der Organismus nicht auf Ausscheidung umschaltet und weiterhin auf Aufnahme, was den Hunger sehr lästig werden läßt und der Generalreinigung des Körpers abträglich ist. Ansonsten gibt es fertige Gemüsesäfte im Naturkostladen oder im Reformhaus.
Zu empfehlen sind Rote-Bete-, Sauerkraut- und Selleriesaft. Vor allem der Saft der roten Bete hat wegen seiner rechtsdrehenden Milchsäure eine positive Wirkung auf die Darmbakterien, die durch einen speziellen Gärungsprozeß entsteht.
Wenn Sie während der Abführtage Saft der roten Bete trinken sollten, erschrecken Sie nicht über die Farbe Ihres Stuhls. Er wird sich rot verfärben, was bei ängstlichen Gemütern den Horror vor einer Darmblutung auslösen kann!
An Tees kommt eine große Menge in Frage, auf die ich hier nicht eingehen kann, da sie auf die persönlichen Schwachpunkte des einzelnen ausgerichtet sein sollten. Grundsätzlich sollte man Tees trinken, die sich auf die Ausscheidung positiv auswirken: einen Tee für Leber und Galle, einen für die Lymphe, einen für Niere und Blase und gegebenenfalls einen zur Stärkung des Kreislaufs. Meiden Sie Fertigtees in Beuteln, gehen Sie lieber in die Apotheke, in den Naturkostladen oder ins Reformhaus, und besorgen Sie sich biologisch gezogene Tees, die es als fertige Mischungen gibt und die auf die obengenannten Organsysteme positiv wirken. Natürlich kann man sich die Tees auch individuell vom Arzt oder Heilpraktiker zusammenstellen lassen. Wenn man

sich zunächst auch wundern mag, so viele verschiedene Tees? Wenn man dann vor der Heraklesarbeit steht, drei Liter täglich zu trinken, obwohl einem der Durst nicht mehr plagt als sonst, versteht man den Sinn der Abwechslung: Sie macht das Fasten nicht nur effektiver, sondern auch angenehmer.

Getränken wie Kaffee, schwarzem Tee oder Milch in jeder Erscheinungsform soll man während des Fastens aus dem Weg gehen: Milch ist eigentlich ein Nahrungsmittel und kein Getränk, Kaffee und schwarzer Tee sind Säurelieferanten höchster Güte und würden den Fasteneffekt schwer in Frage stellen. Auch auf die geliebt-gehaßten Rauchwaren ist zu verzichten!

Hat man die gewählte Anzahl von Fastentagen hinter sich gebracht, kommt ein ebenfalls schwieriger Schritt, das Fastenbrechen.

Am ersten Tag sind schwerverdauliche Speisen aller Art Gift! Den Anfang sollte ein Tag mit Obst und Salat machen, das erste, was nach dem Fasten gegessen wird, ist ein Apfel. Um die Sache besser verträglich zu machen und um die Spannung zu steigern, sollte der Apfel als ungezuckerter Bratapfel verzehrt werden.

Sodann, nach ein paar Tagen, an welchen nur Gemüse, kein Fleisch, gegessen wird, kann man zu seiner normalen Ernährungsweise zurückkehren – oder sie radikal ändern!

Hören Sie zunächst einmal auf Ihren Körper; die eine oder andere Spezialität lehnt er plötzlich ab, es graust Ihnen vielleicht vor der ersten Zigarette – nutzen Sie die Chance, und lassen Sie das, wogegen sich Ihr Körper sträubt, künftig weg!

Das Fasten bietet also, wie schon erwähnt, den idealen Absprung von schlechten Ernährungsgewohnheiten, weshalb ich das Fasten auch an den Anfang des Kapitels über Ernährung gestellt habe.

Mit der Fastenkur haben wir nun die Säuren im Körper reduziert, aber was schützt davor, daß es so weitergeht wie zuvor?

Zwei Dinge sollte man sich durch den Kopf gehen lassen: erstens, eine Darmsanierung, zweitens, Umstellung der Ernährungsgewohnheiten. Nicht jeder wird zum Fasten bereit sein. Was aber

tun, wenn man sich partout nicht aufraffen kann, einmal eine Zeitlang gar nichts zu essen?
Als den kleinen Bruder des Fastens sei hier die Frühjahrsfrischsaftkur nach Heinrich Pumpe vorgestellt (H. Pumpe war lange Jahre der Dozent für Phytotherapie, Pflanzenheilkunde, an der Josef-Angerer-Schule München). Diese Frischsaftkur hat einen ähnlichen Effekt wie das Fasten, allerdings nicht so drastisch. Deshalb dauert sie auch länger. Es gibt in den Neuformhäusern und Naturkostläden fertige Frischsäfte aus kontrolliert biologischem Anbau, ohne Fremdstoff-Beimengungen. In unserem Fall beginnt man mit Löwenzahn. Eine Woche lang wird dreimal täglich vor den Mahlzeiten ein Eßlöffel voll Preßsaft, am besten in Buttermilch eingerührt, genommen. In der zweiten Woche folgt dieselbe Prozedur mit Birkenfrischsaft, in der dritten mit Brennnessel. Das Ganze kann noch mit einer Woche Wachholdersaft abgerundet werden. Diese Säfte werden von verschiedenen Firmen angeboten. Zur Unterstützung empfiehlt sich die Einnahme eines basischen Pulvers (z. B. »Basica« von Dr. Klopfer).

Die Darmsanierung

Hört man das Wort Bakterium, denkt man als hygienebeflissener Bürger automatisch an Infektion – Typhus, Cholera, Weltuntergang. Daß unser tägliches Überleben, unsere ganze Entwicklung stark von Bakterien abhängt, ist nur wenigen bewußt. Unser Darm beherbergt eine Unzahl davon. Wenn von Darmflora die Rede ist, geht es um diese Mikroben, die unseren Stoffwechsel funktionsfähig halten und bei der Abwehr von Krankheiten mithelfen. Im Gegenzug für die freundliche Hilfe lassen wir diese nützlichen Mikroorganismen in unserem Darm wohnen. Dieses sinnvolle Zusammenleben zweier Organismen, in diesem Fall Mensch und Bakterium, nennt man Symbiose. Deshalb wird auch von Medizinern gerne anstelle von Darmsanierung von Symbioselenkung gesprochen, es ist damit dasselbe gemeint. Der eine Organismus ist vom anderen existentiell abhängig, braucht ihn zum Leben. Jedoch nicht nur gerngesehene Gäste finden Unterschlupf im Darm. Aufgrund von Fehlernährung oder infolge von langdauernden Antibiotikatherapien wird die Darmflora schwer geschädigt. Das Wort Antibiotikum stammt aus dem Griechischen, »anti« bedeutet »gegen« und »ho bios« »das Leben«. Diese Mittel tragen ihre Namen nicht zu Unrecht: Ihre Wirkstoffe richten sich gegen alle sich rasch teilenden Mikroorganismen. Es gibt hier in der Regel keine Freund-Feind-Erkennung. Werden Antibiotika gegen z. B. in die Bronchien eingedrungene Bakterien eingesetzt, werden aber nicht nur diese durch sie vernichtet, sondern auch eine große Zahl unserer natürlich im Darm vorkommenden nützlichen Symbionten muß dabei dran glauben. Es kommt zu einer Verschiebung der Zusammensetzung der Darmbakterienflora, und bestimmte krankmachende Keime breiten sich aus, wie beispielsweise der Hefepilz Candida albicans.

Um diese Zustände wieder zu normalisieren, wird zunächst gefastet und je nachdem ein Mittel verabreicht, das den auf ungesundem Nährboden gewachsenen Darmpilz vernichtet. Liegt keine Mykose (Pilzbefall) vor, genügt der zweite Schritt, die Wiederansiedlung von gesunden, im Darm normalerweise vorkommenden Bakterienstämmen. Mit dieser Kultivierung verjagt man die restlichen schädlichen Keime, die das Fasten und Abführen überlebt haben. Doch damit ist es nicht getan.

Die zweite Säule der Gesundung ist die Ernährung. Das Problem der Übersäuerung haben wir schon angesprochen, mit Fasten und Darmsanierung kann man es mittelfristig in den Griff bekommen – ohne Ernährungsumstellung bzw. bewußte, gesunde Ernährung, niemals langfristig! Es sei nochmals darauf hingewiesen, daß fast alle Magenkrankheiten mit einer gesteigerten Säureproduktion einhergehen, das Übersäuerungsproblem also die meisten Ratsuchenden beschäftigen dürfte bzw. sollte!

Was esse ich?

Säurearme Ernährung

Gleich vorweg: Es gibt keine Diät, die jedem gerecht wird und jedem nützt! Dazu sind wir Menschen von unseren Anlagen her viel zu unterschiedlich und individuell. Doch ist Diät – im heutigen Sinn, nicht im hippokratischen – des Menschen Himmelreich. Bei der Diät ist es wie bei der Religion: Dem Fanatismus steht die Tür sperrangelweit offen. Beide Lebensbereiche sind sogar verwandt, da die Religionen ihren Anhängern mitunter Diätvorschriften geben, um dem, der sie befolgt, den Weg in die Seeligkeit zu weisen. Es hat eben alles seine zwei Seiten. Mein Großvater war Landarzt und praktizierte 51 Jahre lang. In diese lange Berufszeit fielen auch die sehr mageren Jahre während der beiden Kriege und die Hungerjahre danach. In den vielgerühmten »Golden Twenties« wäre er mit den Seinen schier verhungert. Doch er erlebte auch die Wirtschaftswunderzeit, in der sich der Wohlstand am Bauchumfang ablesen ließ, in seiner Praxis. Er sah Diätformen, als »Hit« gepriesen, zur Mode werden und wieder verschwinden, mehr als sich ein gesundes Menschenhirn auszudenken vermag. Deshalb hoffe ich, Sie erwarten jetzt nicht von mir die 154. Modediät, die garantiert schlank macht, gesund ist, satt macht und, natürlich wohlschmeckend, den Genießer zu befriedigen vermag.

Die Quintessenz, die mir mein Großvater auf den Weg mitgab, war das ihm bereits im Griechischunterricht eingepaukte: Mēden ágan! Nichts allzusehr! Also, nichts im Übermaß. Das heißt, keine Einseitigkeiten, kein Zuviel am Zuviel, aber auch kein Zuviel am Zuwenig. Hungerjahre kennen keine Wohlstandskrankheiten, Zeiten des Überflusses jedoch Mangelkrankheiten – verursacht von der Einseitigkeit der Ernährung. Und diese einseitige Ernährung, vom Vegetarismus einmal abgesehen, führt in der Regel zur Übersäuerung. Als ein Mediziner wissenschaftliche Nachforschungen zum Thema Altwerden anstellte, interviewte

er eine große Zahl von hochbetagten Menschen zwischen 85 und 101. Als er auf die Ernährung zu sprechen kam, gaben fast alle einhellig zur Antwort, sie hätten eigentlich nie »Diät gelebt«, aber auch nie übermäßig geschlemmt. Sie aßen in der Regel die in der Gegend, in der sie lebten, übliche Kost. Allerdings legten sie großen Wert auf die individuelle Zusammenstellung der Lebensmittel und ihre Zubereitung, und sie ließen sich zum Essen wesentlich mehr Zeit als der Durchschnitt der Bevölkerung. Sie alle hatten weder Eiweiß- noch Vitamin-, noch Mineralstoffmangel.
Unter individueller Kostzusammenstellung darf man sich keine künstlich von außen aufgezwungene Diät vorstellen, sondern die Menschen spürten mit der Zeit, was ihnen guttat und was ihnen schadete, und verfuhren in der Auswahl ihrer Speisen entsprechend. Dabei kommt es aber im wesentlichen darauf an, daß man in sich hineinhorcht und dann auch befolgt, was da an Meldungen kommt.
Wie sieht unsere Nahrung heute aus?
Man muß sich natürlich erst einmal klarmachen, daß Essen schließlich nicht in erster Linie als Genußmittel verstanden werden sollte. Viel wichtiger ist, daß das Essen uns zuträglich ist. »Nahrung soll eure Medizin sein und Medizin eure Nahrung!« sagte Hippokrates, womit er aber nicht das Schälchen voller Pillen und Tropfen bei den Mahlzeiten meinte . . . Verhält es sich heutzutage so?
Die EG macht's möglich: Bald sind Gemüse und Obst gänzlich frei von Vitaminen und Nährstoffen, und man kann das Fehlende in Form von Pillchen zuführen. Wichtig ist, unter kommerziellem Aspekt, daß die Lebensmittel sich gut transportieren lassen und dabei nicht verderben, optisch verlockend aufgemacht, keimfrei und langlebig sind. Oft sind sie auch noch tiefgefroren, mikrowellen- oder sonstwie bestrahlt; mit einem Wort: denaturiert.
Alles ist künstlich: kunstgedüngte Böden, künstlich haltbar gemachte vegetabile Lebensmittel, künstlich schwergemachtes Fleisch, das dann allerdings in der Pfanne auf die Hälfte ein-

schrumpft, und wenn man sich manche Menschen, vor allem in urbanen Gegenden, betrachtet, kann man sich das gräßlichen Verdachtes nicht erwehren, sie wären auch all . . . Und es wird immer schlimmer! Man bedenke, was es bedeutet, daß nach den EG-Richtlinien Lebensmittel nicht mehr als solche kennzeichnungspflichtig werden. Irgendwelche Bürokraten werden uns die dem menschlichen Organismus unbedenklich zumutbare Menge von Maschinenöl im Salatöl diktieren. Schon allein aus Zukunftsangst würde ich nur noch Naturkost- oder Neuformwaren kaufen. Natürlich sind diese Lebensmittel auch nicht frei von Schadstoffen. Nicht einmal mehr die Seen und Moore haben ihren natürlichen Säuregehalt, auch biologische Anbauflächen werden vom sauren Regen berieselt, das läßt sich nicht verhindern. Doch wird auf Kunstdünger, Pestizide und sonstige Giftanwendung beim Anbau und Konservierungsstoffe bei der Lagerung verzichtet; diese Lebensmittel sind noch Mittel zum Leben, nicht denaturierte, mit »naturidentischen Zusatzstoffen« versehene Gefrierklötze.
Um der Übersäuerung vorzubauen, empfiehlt es sich, basische Lebensmittel auf der Speisekarte zu bevorzugen. Karl der Große verordnete in einem Dekret an die Reichsabteien, daß 72 verschiedene Gemüsesorten in den Klostergärten zu kultivieren seien. Unser zivilisatorischer Fortschritt brachte eher eine Minderung der Vielfalt!
Basisch sind alle Blatt- und Wurzelgemüse sowie Salate, beispielsweise Spinat, Wirsing, Mangold, Kraut aller Art. Wiederzuentdecken wären hier die Blätter der Möhre, des Radieschens und des Rettichs, welche als Wurzelgemüse und Salat sehr bekömmlich sind. Die Blätter schmecken, gedünstet oder roh, würzig und bringen viel Vitamin C. Als Wurzelgemüse seien nur Lauch, Sellerie, Pastinaken, Petersilienwurzeln, Rüben und rote Bete angeführt, an Salat der grüne Salat, Radicchio, Gurken, Paprika (Vorsicht mit den grünen Schoten, nicht jedem bekommen sie!) und Tomaten. Das ist natürlich nur eine kleine Auswahl.
Wer denkt, saures Essen sei auch sauermachend, verfällt einer,

von seinen Geschmacksnerven inszenierten Täuschung: Gewürzgurken beispielsweise schmecken sauer, sind jedoch basisch! Weiterhin sind Basenspender: Kräuter, Gemüsesuppen und Früchte aller Art.
Allerdings sind in manchen Obstsorten, z. B. in den Südfrüchten Ananas, Zitrone und Orange, leider auch in Kiwi und Mangos, Fruchtsäuren enthalten, die gerade beim Magenempfindlichen heftiges Sodbrennen auslösen können. Diesen unangenehmen Effekt evozieren auch manche Weintraubensorten und Fruchtsäfte. Daß die Banane ein potenter Magnesium- und Kaliumlieferant ist, hat sich herumgesprochen, doch indische Studien der Ayurveda-Medizin, einem der ältesten Medizinsysteme der Menschheit, ergaben in neuester Zeit, daß diese Frucht auch imstande ist, die Magensäure zu reduzieren. Sie ist also trotz aller Fruchtsäure für den geschädigten Magen durchaus erlaubt, ja nützlich.
Bei den oben schon erwähnten Gemüsesorten Spinat, Wirsing sowie Rhabarber und Spargel gilt es zu relativieren: Wenn man mit der Niere Probleme hat, zu Steinen oder Gries neigt, sollte man diese Gemüsesorten sowie Tomaten nicht allzu häufig verzehren, da die darin enthaltene Oxalsäure die Entstehung von Nierensteinen begünstigt. Doch ist alles bisher Aufgezählte von Grund auf basisch.
Als Basenlieferanten dienen auch Milchprodukte, möglichst naturbelassene Kuhmilch, Ziegenmilch und Stutenmilch, vor allem jedoch Sauermilchspielarten wie Kefir, Buttermilch, Dickmilch, Schwedenmilch etc. Joghurt (man achte auf die rechtsdrehende Milchsäure), Rahm, Quark und Käse gehören ebenfalls dazu. Allerdings ist Hartkäse eher sauer. Eier und Sojaprodukte runden das Spektrum ab.
Im Säuren-Basen-Gleichgewicht befinden sich: Nüsse (sie enthalten nicht nur Magnesium und hochwertiges Fett, sondern auch hochwertiges Eiweiß!), frische Butter, ungehärtete Pflanzenfette, Hülsenfrüchte, Hirse, Vollkornprodukte, Weizenkeimlinge und Sämlinge aller Art.
Eigentlich sollte man sich mehr den ursprünglichen Getreidesor-

ten der Heimat wie Roggen, Dinkel und auch Gerste oder Hafer zuwenden. Speziell die beiden letzteren haben säureneutralisierende Wirkung im Magen. Ins Müsli sollten also mehrere Getreidesorten, keine »Monokultur«.

Wer die »laktovegetabile« Spielart der Ernährung bevorzugt, also pflanzliche Kost und Milchprodukte zu sich nimmt, tut sich in Hinsicht auf die Basenzufuhr nur Gutes.

Ich habe bewußt mit denjenigen Speisen begonnen, die gegessen werden dürfen, um zu zeigen, daß eine sinnvolle Ernährung nicht nur im Weglassen besteht.

Fast hätte ich es vergessen: Ab und zu Fisch oder auch ein Stück mageres Rindfleisch sind kein direkter Schaden. Doch muß ich gerade Ulkusträger vor dem allzu häufigen Verzehr von Seefisch warnen. Einerseits begrüßt man ja die Blutfettsenkung, die von Fischfetten bewirkt wird, andererseits hemmen diese Omega-3-Fettsäuren auch die Blutgerinnung. Dadurch wird die Gerinnungszeit verlängert, was bei blutenden Ulcera zu einer längeren Blutungszeit, also zu höherem Blutverlust führt.

Decken Sie also den Löwenanteil Ihres Fischbedarfs aus Süßwasserfischen wie Forelle, Hecht, Zander oder Saibling. Raubfische sind schmackhafter und bekömmlicher als Friedfische wie Karpfen, Schleien oder Karauschen.

Beim Fleisch sollte man darauf achten, daß man sich zum Säureschub nicht noch zusätzlich vergiftet, bevorzugen Sie auch hier biologisch gezogene Tiere! Solches Fleisch findet sich natürlich nicht im Supermarkt, aber es läßt sich mit etwas gutem Willen in fast jeder Stadt ein »Biometzger« finden.

Folgende Nahrungsmittel übersäuern und sind daher schädlich:

raffinierter Zucker
Schweinefleisch und daraus gewonnene Nahrungsmittel
Weißmehlprodukte

Zunächst denkt man, das ist ja gar nicht so viel wie befürchtet, aber: Wo überall ist Weißmehl enthalten? In jedem Brötchen, im Weißbrot, auch im geliebten alternativen Baguette, in jedem Kuchen, in allen Teigwaren, in Feingebäck und sogar im Zwieback! Allerdings bemüht sich die Industrie anerkennenswerterweise neuerdings um die Verwendung von Vollkorn. Prof. Sigwald Bommer bezeichnet die Weißmehlproduktion, wie überhaupt die Abkehr vom Verzehr heimischer Getreidearten (Roggen, Dinkel, Gerste, Hafer) als Entartung der Ernährung.
Die Überschätzung des sehr anfälligen und dadurch extrem chemiebedürftigen Weizens führt neben der Fehlernährung mit Weißmehl auch zu einer erhöhten Belastung mit Toxinen.
Fast jede Wurst enthält Schweinefleisch. Das Schweinefleisch ist zwar der Exponent der »verbotenen Fleischeslust«, doch auch das Fleisch anderer Tiere ist Säurelieferant erster Güte. Wild, Geflügel, alles Mastfleisch (wieder das Schwein, Kalb, Gänse, Enten und Puten), Hammel- und Lammfleisch, aber auch die vorhin noch erlaubten Rindfleischgerichte und Fisch.
Zunächst an dieser Stelle ein kurzer Exkurs über das Thema Sättigung.
Wie wir im Physiologieteil gesehen haben, stellt sich Sättigung je nach Dehnung der Magenwand ein. Der Sattheitsgrad, den wir verspüren, ist jedoch nicht abhängig vom Nährwert, den wir zuführen. Die extrem hochwertige und komprimierte Astronautennahrung ist zwar enorm nährwertreich, vermittelt aber kein Sättigungsgefühl.
Faserreiche Kost, fettes Fleisch und Fleisch mit hohem Bindegewebsanteil führen schneller zur Sättigung, weil der Magen rascher voll und gedehnt wird. Allerdings läßt dieses Gefühl bald nach, und Hunger stellt sich ein, weil wenig Nährstoffe zugeführt wurden.
Umgekehrt ist die Fast-food-herausgefütterte jüngere Generation heute eiweißgemästet. Die sehr nährstoffreiche Nahrung sättigt nicht in angemessener Weise, man ißt also zwei bis dreimal soviel, wie man eigentlich Eiweiß bräuchte. Dieses überschüssige

Eiweiß wird gespeichert und trägt somit zur Übersäuerung des Gewebes bei.
Gewöhnen Sie Ihren Kindern das Naschen erst gar nicht an: Wenn kein übergroßes Bedürfnis nach Süßigkeiten geweckt wird, ist es in jedem Fall besser. Ich will mich hier nicht über die verheerenden Zuckerprobleme im Zusammenhang mit den Zähnen auslassen.
Aber es sei darauf verwiesen, daß Darmpilzbefall ohne Zuckerkarenz nicht zu heilen ist, da die Pilze sich geradezu von Süßigkeiten ernähren.
Unabhängig von Mykosen kann der Zucker die Darmflora stark stören. Wer also schon einen übersäuerten Magen hat und bei dem dadurch Darmprobleme vorprogrammiert sind, der sollte wenigstens den Zucker weglassen. Süßen Sie doch, wie in der Antike, mit Honig! Raffinierter Zucker ist in allen künstlichen Süßigkeiten enthalten, auch in Schokolade, Pralinen, Sahnetorten etc.

Merke: Was süß schmeckt, macht sauer!

Das gilt natürlich nicht für pflanzliche Süßigkeitslieferanten wie Obst und Beeren, sogar, wenn ungezuckert, in Kompottform. Der Fruchtzucker wird gut vom Körper aufgenommen und führt zu keiner Übersäuerung. Nur in wenigen Obstsorten liegt er in dermaßen geballter Form vor, daß er dem Magenempfindlichen Sodbrennen bereiten kann.
Zusammenfassend sei empfohlen:

- Meiden Sie säurebildende Speisen und bevorzugen Sie basische,
- achten Sie auf mineralstoffreiche und vitaminreiche Kost.

Vitamin C beispielsweise findet sich nicht nur in der Orange, die auch den Magen belastet, sondern in allem, was grünt.
Das lebensnotwendige *Vitamin A* findet sich in der Vorstufe in

allen roten Gemüsesorten wie Karotten, Tomaten und rotem Paprika, ebenfalls in Aprikosen, Kohlrabiblättern, Löwenzahnblättern, Fenchel und roter Bete. Erst im Körper wird es zum Vitamin A synthetisiert.
Das antioxydativ wirkende *Vitamin E* schützt unsere Zellen vor vorzeitigem Altern in Folge von Membrandeffekten nach oxydativen Attacken. Auch dies ist eine Folge der Übersäuerung: Sauerstoff kann nicht in normalem Maße in den Zellen verbraucht werden, es bleiben sogenannte Sauerstoffradikale übrig, die sich, da sie hochreaktiv sind, an Membranen anschließen und diese dadurch zerstören. Vitamin E schützt die Membranen vor dem Zugriff der Sauerstoffradikalen und ist reichlich in Gemüse und Salat sowie in Pflanzenölen enthalten.
Achten Sie auch darauf, daß Ihre Nahrung so naturbelassen wie möglich ist. Grundvoraussetzung ist natürlich, daß die Zutaten, die verwendet werden, frisch sind. Braten, Rösten, Panieren, in Schmalz herausbacken und Räuchern sind bereits Denaturierungen!
Rohkost wäre am gesündesten, wird aber nicht von jedem vertragen. Ebenso sollte man auch nicht von heute auf morgen mit Vollkorn anfangen – es sei denn, man hat zuvor gefastet und die Aufbautage nach Vorschrift gelebt. Ansonsten müssen sich die Enzyme und Verdauungssäfte langsam umstellen, sich an das Neue gewöhnen.
Wer beim ersten Rohkostgericht Blähungen bekommt und mit Bestimmtheit sagt, »Das vertrage ich nicht«, bringt nur eine Teilwahrheit ans Licht. Er muß sich, seinen Darm und seine Verdauungsdrüsen daran gewöhnen. Nach einer Übergangszeit, in der man gemischt ißt, tritt normalerweise die Gewöhnung ein.
Ein schrittweises Erschließen neuer, naturbelassener Nahrungsmittel bekommt also besser als eine radikale Umkehr.

Salz ist nicht alles

Viele Speisen schmecken deshalb nicht so verlockend, weil sie nicht richtig oder zu wenig abwechslungsreich gewürzt werden. Salz und Pfeffer drüber, das reicht dann schon. Die Folge: Unsere Geschmacksnerven sind durch das Versalzen und Überpfeffern ziemlich abgestumpft.
Doch haben die Gewürze auch den Nebeneffekt, heilend auf bestimmte Verstimmungen und Krankheiten einzuwirken. Wer sich mit seinem Gewürzschrank gut auskennt, ist näher an der Weisheit des Hippokrates »Eure Nahrung sei Medizin . . .« als der dafür nicht zugängliche Mensch.
Ich möchte Ihnen hier die Heilwirkungen einiger Gewürze kurz vorstellen, sofern sie unser Thema berühren:

Anis
Durch sein ätherisches Öl wirkt er auswurffördernd. Er hat entblähende Wirkung auf den Verdauungstrakt.

Bärlauch
Wächst in lichten Laubwäldern und lockt bereits durch seinen knoblauchartigen Geruch. Ein paar Blätter in den Salat gegeben machen ihn schmackhafter. Die frischen Bärlauchblätter haben einen blutreinigenden, entsäuernden Effekt.

Beifuß
Hat einen positiven Einfluß auf die Säureregulation im Magen. Wurde früher bei Magenkrämpfen sowie bei Sodbrennen genommen. Als Gewürz dem Mastgeflügel beigegeben, macht er es besser verträglich.

Bohnenkraut
Hat eine ganz spezifisch auf die grünen Bohnen ausgelegten Wert. Diese Hülsenfrüchte, die wie alle Pflanzen dieser Gruppe Blähungen erzeugen, werden mit Hilfe des Bohnenkrautes besser vertragen.

Dill
Wird gern zu gedünstetem Fisch gegeben, zum Einlegen von Gurken und auch in den Salat verwendet. Auch er hat blähungswidrige und entkrampfende Wirkung im Magen-Darm-Trakt.

Estragon
Verfeinert Salate, Kräutersoßen, Beizen und wird zur Senfbereitung verwendet. Fördert die Speichelbildung und somit die Verdauung im Mund. Damit regt er auch den Magen an, genügend Verdauungssäfte bereitzustellen.

Gewürznelke
Ihr Öl wirkt magentonisierend. Man kann sie auch bei Zahnschmerzen an den befallenen Zahn legen und irgendwie fixieren. Die Schmerzen werden zurückgehen. Gewürznelken werden wenig eingesetzt, weil sie einen starken, dominierenden Geschmack haben. Aber man schätzt sie im Glühwein, im Kompott und auch im Blaukraut.

Ingwer
Findet bei uns mehr als Zwischendurchhappen oder als »ginger ale« Verwendung, wird jedoch in der indonesischen und pakistanischen Küche, die ja bei uns mit Restaurants auf dem Vormarsch ist, als belebendes Gewürz verwendet. Er fördert die Durchblutung der Magenschleimhaut, wärmt den Magen und fördert angeblich die Geschlechtskraft.

Knoblauch
Knoblauch ist nun auch in Deutschland auf dem Vormarsch, wo er früher schief angesehen war. Er verdankt seine zunehmende Beliebtheit seiner Wirkung. Ihm wird vor allem die Verhinderung von Arteriosklerose, dem Symbol für Altern schlechthin, zugeschrieben. Er muß ja nicht unbedingt pfundweise verzehrt werden, so daß man ihn aus jedem Knopfloch riecht, auch wenn die Knoblauchfahne inzwischen den »Ruch der Gesundheit« hat.

Geben Sie übrigens kein Geld aus für Knoblauchkapseln ohne Geruch, sie sind wirkungslos!
Im Verdauungstrakt wird dem Allium sativuum, wie er botanisch heißt, eine bakterientötende Wirkung zugeschrieben. Die alten Ägypter setzten ihn als Seuchenprophylaktikum während der Bauzeiten der Pyramiden unter den Arbeitern ein – und er bewährte sich. Er scheucht auch die bösen Geister aus dem Darm, d. h., er vertreibt Blähungen.

Kümmel
Er ist neben Fenchel, Coriander, Anis und Pfefferminze (bzw. Kamille, je nach dem) Bestandteil des »Vier-Winde-Tees«. Wie der Name schon suggeriert, führt der Tee die Winde aus dem Darm ab, ist also blähungswidrig. Kümmel macht Brot und Kohl bekömmlich. Ein halber Teelöffel voll Kümmel, nach dem Essen ungekaut geschluckt, wirkt verdauungsfördernd durch Drüsenanregung.

Paprika
Je nach Verträglichkeit kann man alle möglichen Gerichte mit Paprika süß, mild oder scharf würzen. Er fördert die Durchblutung der Magenschleimhaut und die Darmmotilität.

Pfeffer
Wie schon eingangs erwähnt, ist Pfeffer nicht alles, aber ihm kommt doch eine bedeutende Rolle, nicht nur in der Küche, sondern auch in der europäischen Geschichte zu. Ohne das Bedürfnis nach mehr Pfeffer wäre vermutlich Vasco da Gama nicht mit dem Schiff nach Indien gefahren. Ohne den Pfeffer hätte das Fleisch, das in früheren Jahrhunderten ja nicht im Kühlschrank aufbewahrt wurde und mit der Zeit langsam vergammelte, auch entsprechend gerochen. Zusätzlich machte die reinigende Eigenschaft des Pfeffers dieses Fleisch für den Menschen überhaupt noch genießbar. Ein Zuviel an Pfeffer schlägt sich auf die Leber, auch macht es durstig. Wer einen erhöhten Blutdruck hat und auf

den Flüssigkeitshaushalt achten muß, sollte Pfeffer deshalb meiden. Auf den Magen hat er eine positive Wirkung, die Schleimhaut wird besser durchblutet.

Rettich
Der Rettich ist ja eigentlich kein Gewürz, sondern er wird vielmehr im Sommer zu einer Maß im Biergarten verzehrt.
Bei langwierigen Darmproblemen verabreicht man ihn mit einem Apfel zusammen gerieben. Er hat bakterientötende Wirkung, entkrampft den Darm und läßt Blähungen abgehen.

Rosmarin
Dieses Gewürz für Fisch- und Fleischgerichten südlicher Prägung hat ebenfalls magenanregende Wirkung.

Schnittlauch
Ob auf dem Butterbrot, in der Suppe oder im Salat ist dieses Lauchgewächs gerne gesehen. Wahrscheinlich ist es das in deutschen Küchen am meisten beheimatete Frischgewürz, denn jeder hält Schnittlauch, sei es auf dem Balkon oder als Topfpflanze. Er hat leicht bakterientötende Wirkung, regt den Appetit an und ist wassertreibend.

Zimt
Hat eine adstringierende, also zusammenziehende Wirkung auf die glatte Muskulatur auch des Verdauungstraktes und wird so als Gegenmittel bei Durchfall eingesetzt.

Zwiebel
Zu allen fetten Speisen sowie Salaten und Saucen paßt die Zwiebel, wohl die älteste Gewürzpflanze, die man kennt. Über die Zwiebel ließe sich ein ganzes Buch schreiben. Auch sie macht Fettes verträglicher und hat bakterizide und blähungswidrige Wirkung. Angebraten oder geröstet ist sie speziell für Magenkranke nicht empfehlenswert.

Die hier aufgeführten Gewürze stellen natürlich nur eine Auswahl dar. So habe ich das so beliebte Curry-Pulver, dessen gelbe Farbe das Herz jedes Ästheten höher schlagen läßt und dessen Geruch das Wasser im Munde zusammentreibt, absichtlich weggelassen, weil es für übersäuerte Mägen direkt abträglich ist. Noch stärker als der ambivalent besprochene Pfeffer lockt es die Säure.

Wer sich in Sachen Gewürze besser kundig machen will, sollte sich eine der Gewürztafeln, die verschiedene Firmen vertreiben, beschaffen. Auf ihnen finden sich meist alle Indikationen tabellarisch geordnet und übersichtlich aufgeführt.

Allein schon bei der Auswahl der Gewürze kann ein gewisser heilender Effekt auf den Magen und gegen die Übersäuerung zum Tragen kommen.

Abschließend sei klargestellt, daß ich eine sogenannte Magenschonkost nicht für sinnvoll halte, da jegliche Einschränkung des Speisezettels einen Verlust der Vielseitigkeit nach sich zieht, was immer negativ zu beurteilen ist. Es soll hier ruhig nach trial and error verfahren werden! Mit anderen Worten, was Sie effektiv nicht vertragen, das lassen sie aus der Speisekarte weg. Es kann leicht sein, daß gerade in Ihrem speziellen Fall eines der von mir empfohlenen Lebensmittel gar nicht bekommt.

Als Grundregel kann man sagen, daß die von mir als negativ eingestuften Zubereitungsformen dem Magenempfindlichen nicht guttun werden, sie also beser von vorneherein gemieden werden sollten. Auch kann man ganz generell sagen, daß Eiweißhaltiges besser verarbeitet wird, Fettes und Süßes schlechter. Was der »Altenforscher« Franke empirisch herausfand, bestätigt auch die statistisch arbeitende Schulmedizin: Eine spezielle Magendiät hat keinen gesteigerten Einfluß auf die Gesundung. Die säurearme Ernährung hingegen hat zum einen positive Einflüsse auf den Magen selbst und verhindert so die im allgemeinen als schlimmer erlebten Folgekrankheiten, die mit Übersäuerung einhergehen.

Der eigenen Phantasie ist bei der Zusammenstellung der Menüs keine Grenze gesetzt. Wo es sich allerdings extrem lohnt, sich

Gedanken zu machen, ist der Umgang mit den sogenannten Genußgiften.

Wichtig

- Machen Sie mindestens einmal jährlich eine Fastenkur zum Entschlacken bzw. Entgiften, bzw. unterziehen Sie sich im Frühjahr einer Frischsaftkur.
  (Sollten Sie noch nie gefastet haben, ist nach dem ersten Mal meist eine Darmsanierung angebracht.)
- Lassen Sie nur wenn es notwendig ist eine Antibiotikatherapie über sich ergehen. War sie unvermeidlich, sprechen Sie mit Ihrem Arzt oder Heilpraktiker über die Möglichkeiten einer anschließenden Darmsanierung.
- Säurearme Ernährung ist das A und O jeder sinnvollen Magenbehandlung. Achten Sie auf Vollwertnahrung, also möglichst naturbelassene Lebensmittel:
  - Viel Gemüse, viel Getreide (Vollkorn), Milchprodukte
  - *Meiden Sie:* Schweinefleisch, raffinierten Zucker, Weißmehlprodukte
- Meiden Sie folgende Zubereitungsmethoden:
  Frittieren, Räuchern, Anbraten, Grillen, Panieren, Rösten, und vermeiden Sie, allzuscharf zu würzen.
- Haferschleim, Gerstengrütze und gestoßener Leinsamen gehören nicht auf den normalen Speisezettel, sondern sind Heilmittel im akuten Fall einer Magenschleimhautentzündung, eines Schubs beim Geschwür und bei akuten sonstigen Magenverstimmungen.
- Schränken Sie sich nicht künstlich ein in der Vielfalt ihrer Ernährung. Haben Sie Mut zum Ausprobieren und seien Sie konsequent im Weglassen dessen, was sich als unbekömmlich herauskristallisiert.

Genußgifte

Kann Genuß wirklich Gift sein? Als Menschen unserer Überflußgesellschaft lehnen wir Diskussionen zu diesem Thema natürlich ab, denn erlaubt ist, was gefällt – bis es anfängt, einen zu zwicken und zwacken. Dann erfolgt der Gang zum Arzt, der im Handumdrehen alles, was man sich in den letzten Jahr(zehnt)en selbst angetan hat, wiedergutmachen soll. Schafft er das nicht, ist er eben kein guter Arzt, gibt er etwa von vorneherein auch noch zu, daß das schwer zu machen sein wird und daß er dabei auf die »Compliance«, die aktive Mitarbeit seitens des Patienten, angewiesen ist, ist er sowieso ein Stümper, denn wofür zahlt denn der arme Kranke dauernd in seine Kasse ein, wenn seine Defekte sich dann nicht mehr oder weniger von alleine regulieren lassen?
Mit altmodischen, altrömischen Tugenden wie Selbstbescheidung und Triebverzicht darf man nicht kommen, das riecht schon beinahe nach autoritärem Führungsstil. Warnungen vor einer nicht ganz so rosigen Zukunft werden natürlich in den Wind geschlagen, solange es einem noch gutgeht, und können denn das bißchen Wein oder die paar Zigaretten wirklich schädlich sein?
Der berühmte Arzt und Philosoph Theophrastus Bombastus von Hohenheim, bekannt unter dem Namen Paracelsus, bringt dieses Problem auf den Punkt, wenn er sagt: »Alles ist Gift, allein die Dosis machts, daß etwas giftig sei!«
Es geht hier natürlich nicht um Vergiftungen im klassischen Sinn, jedoch die »Genußgifte«, wie sie von Heilkundigen aller Schattierungen genannt werden, haben eine ähnliche Wirkung wie eine Vergiftung.

Vergiftungen können akut auftreten, aber auch schleichend. Selbstverständlich gibt es eine Vielzahl von Giften, die sich akut vor allem durch Magensymptome darstellen, aber das gehört nicht hierher.
Nur ein Beispiel am Rande: Jeder weiß, daß eine zweckentfremdete Zigarette, nämlich ein Tabakröllchen, das aus Versehen gegessen wird, heftige Symptome wie Übelkeit, Erbrechen, Diarrhoe, Schweißausbrüche, Zittern, Blutdruckabfall und Beschleunigung des Pulses hervorruft. Kann der Mageninhalt nicht erbrochen werden, muß unbedingt der Magen ausgepumpt werden, um die Reste des im Körper vorhandenen Giftes zu entfernen, denn eine Nikotinvergiftung kann tödlich enden. Wie jeder Raucher weiß, der selbst seine Zigaretten dreht, vor allem die ältere Generation, die noch ihren Tabak im Garten anbaute, da die amerikanischen Zigaretten als Währung und nicht als Rauchwaren dienten, kann auch die regelrechte Verwendung von Tabak, das Rauchen also, eine akute Nikotinvergiftung auslösen. Ein Zustand, mit dem wie oben ersichtlich wurde, nicht zu spaßen ist!
Doch nicht immer straft der liebe Gott die kleinen Vergehen stehenden Fußes. Die normalen Genußgifte wirken vielmehr schleichend und vollbringen ohne großes Aufsehen ihr Werk der Zerstörung.

Kaffee

Samuel Hahnemann, der Begründer der Homöopathie, und der Münchner Augendiagnostiker Josef Angerer schrieben dem Kaffee verheerende Wirkungen zu; mein Lehrmeister Josef Karl, meinte dazu immer mit einem Augenzwinkern: »Weil sie den Kaffee nicht vertragen haben; wie doch überhaupt alle Bewertungen autistisch sind. Jeder versucht seine Erfahrungen auf die Umwelt auszudehnen und anderen das zu verbieten, was er an sich selbst als schädlich erlebt hat.« Und so wird vor dem

schwarzen Gebräu in Hinsicht auf seine Schädlichkeit auf den Magen vehement gewarnt.
Wie das Nachrichtenmagazin »Der Spiegel« (Ausgabe 10/92) berichtet, wird uns das vereinte Europa mit einer Menge neuartiger Lebensmittel beglücken. So will ein Schweizer Konzern den Kaffee aus Gründen der Magenschonung mittels genetischer Manipulation coffeinfrei züchten. Keine aufwendigen Verfahren mehr zur Entcoffeinisierung der Kaffeebohne – sie wächst bereits am Strauch ohne diese teuflische Beigabe. Das mag manche schlaflose Nacht verhindern, den Mägen der Europäer wird es nichts nutzen, denn nicht, wie so oft angenommen, das Coffein, sondern die Röststoffe sind die Schurken, die in unseren Mägen die Säure locken und Sodbrennen oder schlimmeres, was durch ein Zuviel an Säure hervorgerufen werden kann, produzieren.
Daher möchte ich eher dazu raten, den Kaffeegenuß zu reduzieren. Eine Tasse zum Aufwachen und eine gegen das physiologische Tief am frühen Nachmittag kann durchaus objektiv toleriert werden; wesentlich mehr sollte es aber nicht werden.
Wie wir wissen, hebt Kaffee den Blutdruck an und beschleunigt den Puls durch seine adrenalinlockende Wirkung. Wir wissen auch, daß die physiologische Streßreaktion ebenso abläuft. Kaffee streßt also, zusätzlich zur Übersäuerung, den Menschen.
Vordergründig begründet man den Kaffeekonsum zu den angegebenen Zeiten mit dem Willen, etwas zu leisten. Man fühlt sich hinterher wacher und kann sich besser auf seine Aufgaben konzentrieren, man ist leistungsfähiger. Dahinter steckt jedoch der unbewußte Wunsch, sich etwas zu leisten. »Ich leiste mir den Kaffee, um etwas leisten zu können.« Damit wird praktisch das Kaffeetrinken vor sich selbst entschuldigt. Stehen Sie ruhig dazu, daß Sie gerne am Nachmittag ein Täßchen trinken, genießen Sie es, und machen Sie sich nicht vor, Sie bräuchten den schwarzen Muntermacher. Sie würden auch ohne ihn nicht vom Stuhl fallen. Leisten Sie sich guten Gewissens die zwei Tassen am Tag. Sollten jedoch subjektiv Beschwerden auftreten, dann verzichten Sie lieber. Grundsätzlich sollte man die starke Säure, die im

schwarzen Kaffee enthalten ist, etwas abpuffern, indem man reichlich Milch verwendet und dafür mit dem Zucker spart. Ich weiß: »Zucker ist, was dem Kaffee den herben Geschmack verleiht, wenn man vergißt, ihn reinzutun.« So lautet die Definition auf einem Sinnspruch im Uniklo. Aber ein Zuviel an Zucker im Kaffee bringt nur noch mehr Säure auf den Plan. Halten wir uns lieber an die Balkanesen. Auf dem Balkan, der bekanntlich in Wien anfängt (das wird jetzt meinem Verleger gar nicht gefallen, aber für jeden strammen Schwaben beginnt er in Neu Ulm), wird zu jeder Tasse Kaffee ein Glas Wasser gestellt, als Säurerelativierung sozusagen. Wenn täglich mehr als zwei Tassen Kaffee getrunken werden, sollte mindestens die doppelte Menge Neutralflüssigkeit getrunken werden, um die überschüssige Säure wieder auszuschwemmen.
In Maßen genossen ist der Kaffee nicht schädlich, und er hellt so manche trübe Stunde auf.
Genauso verhält es sich übrigens mit dem feinen Bruder des Kaffees, dem schwarzen Tee. Glücklicherweise hat er weniger Säure als der Kaffee und wird allgemein besser vertragen. So wie die Briten den Tee nach Zentraleuropa gebracht haben, ist es auch das Verdienst des Freibeuters seiner Majestät, Sir Walter Raleigh, daß der Tabak zu uns gelangte.

Nikotin

Beginnen möchte ich dieses Thema mit einem Treppenwitz der Medizingeschichte, den ich dem Buch »Der Doktor, Ein Arzt als Patient« von Edward Rosenbaum entnahm: Einem amerikanischen Arzt war es erstmals gelungen, einen von Krebs befallenen Lungenlappen (das ist ein anatomisch definierter Teil eines Lungenflügels) operativ zu entfernen. Als er vor einem staunenden Auditorium seine Operationsstrategie offenlegte, verstieg er sich am Ende seiner Auslassungen zu der Hypothese, daß wohl Lungenkrebs die Folge von Tabakrauchen sei. Während er das Po-

dium verließ, steckte er sich einen Zigarillo an – tatsächlich verstarb er später an Lungenkrebs. Wie alle Renegaten sind auch die Ex-Raucher die ärgsten Raucherfresser, soviel als Vorwarnung. Rational kann man es sich nicht erklären, warum Menschen einen Großteil ihres Vermögens in der Zeit ihres Lebens dafür ausgeben, sich systematisch ihre Gesundheit zu ruinieren. Auch wenn die Tabakwerbung demnächst nicht mehr erlaubt sein soll, so sehe ich schwarz für die Lungen und Gefäße vieler unserer Mitbürger. Auch wenn die Krankenkassen, die im Rauchen ihre finanzielle Hauptbelastung erkannt haben, eine ebenso heftige wie erfolglose Kampagne gegen den Nikotinmißbrauch führen, solange der Staat nicht schlecht am Laster seiner Bürger verdient, Preiserhöhung ist gleich Steuererhöhung, wird ein echter Kampf gegen die Droge Tabakrauch nur in Form von Sonntagsreden geführt. Es sollte mit offenen Karten gespielt werden: Den kleingedruckten Warnungen des Bundesgesundheitsministers sollte der Satz »Alles Quatsch«, unterzeichnet »Der Bundesfinanzminister« gegenüberstehen.
Überall ist die Rede vom Mißbrauch der Drogen, Nikotinabusus, wie es so schön auf Medizinerdeutsch heißt. Die Dosis macht's, das ist wohl wahr. Tatsächlich wäre ein kleines Quentchen Tabakrauch eine Belastung, aber kein Schaden, der nicht mehr reparabel wäre. Aber Hand aufs Herz, wer schafft es tatsächlich, täglich weniger als sagen wir einmal fünf Zigaretten zu rauchen? Die Alternative stellt sich immer dar im Entweder-gar-Nicht oder im Genuß relativ großer Mengen. Der maßvolle Raucher ist leider die statistische Ausnahme, denn, wie bekannt, macht Rauchen süchtig.
Jeder Mensch weiß, daß Rauchen die Gefäße schädigt und dadurch die Durchblutung herabsetzt. Das Gewebe bzw. die Organe werden nicht in ausreichendem Maße mit Sauerstoff versorgt und erleiden so eine Minderung ihrer Leistungsfähigkeit. Am Herzen kennen wir das Phänomen der Verengung der Herzkranzarterien, in akuter Phase als Angina-pectoris-Anfall oder gar, wenn ein Gefäß völlig verstopft ist, als Herzinfarkt mit oft

tödlichem Ausgang. Raucherbein, Disposition zu Schlaganfällen und das unheimliche Bronchialkarzinom (= Lungenkrebs), das so unbemerkt beginnt und den Menschen nach einem elenden Siechtum dahinrafft, dies alles ist relativ gut bekannt, verhindert aber den Griff zur Zigarette keineswegs. Der Magen als ein Organ, das gut durchblutet sein sollte, leidet unter Nikotineinfluß zunächst an Sauerstoffmangel. Doch das Hauptproblem, das der Tabakkonsum dem Magen bereitet, ist eine Hemmung seiner Säureproduktion sowie der Sekretion von Pankreas- und Gallesäften.

Rauchen unterdrückt Hungergefühle eben durch die Hemmung der Säureproduktion des Magens. Wie wir im Physiologieteil gesehen haben, ist die Ausschüttung von Magensaft abhängig von der Säurekonzentration im Magen. Wird keine Säure sezerniert, kommen auch die Säfte nicht in Gang. So weit, so gut. Der Mensch, wenn er nicht gerade hungert oder fastet, ißt auch dann, wenn er keinen Appetit hat, weil eben Essenszeit ist. Dadurch wird nun doch eine Säuresekretion bewirkt, doch hemmt das Nikotin weiterhin perfekt die Pankreas- und Gallesekretion. Der Speisebrei, der nun mit Säure angereichert wurde, verläßt den Magen in das Duodenum, wo normalerweise die Säure durch die – nun fehlenden – Säfte aus Pankreas und Galle abgepuffert würde. Die Schleimhaut des Duodenums ist sehr empfindlich gegenüber Säuren und wird durch die sehr scharfe Magensäure geschädigt. Auf lange Sicht hin entwickelt sich ein Ulkus.

Das Rauchen begünstigt also entscheidend die Entstehung eines Duodenalulkus bzw. zieht eine Ulkuskrankheit in die Länge, wenn schon ein Geschwür vorhanden ist.

Darüber hinaus wurde eine weitere schädigende Wirkung des Tabakrauchens auf den Magen entdeckt: Bei Rauchern ist die Verweildauer des Speisebreis im Magen verlängert, dadurch auch die Magenschleimhaut länger der Säure ausgesetzt. Es diffundieren verstärkt Wasserstoffionen zurück und schädigen so die Schleimhaut, was langfristig ein Geschwür begünstigt. Ein Versuch, den britische Forscher anstellten, bewies dies schlüssig:

Die Zigarette nach dem Essen, die als besonders genüßlich erlebt wird, ist eigentlich sehr schädlich. Sie ist nur insofern eine Verdauungshilfe, als sie auf die Dickdarmmotilität, also die Bewegungen dieses Darmabschnittes, positiv wirkt, nicht jedoch auf die Magenperistaltik.

Ein weiteres Dilemma zeigt sich in den Gallesalzen. Anders als die Gallesäfte, die zur Abpufferung des sauren Chymus-Milieus dienlich sind, ist das Gallesalz ein aggressiver Reizstoff, der unter Nikotineinfluß verstärkt sezerniert wird. Wie schon gesehen, ist die Schleimhaut des Duodenums besonders empfindlich gegenüber Reizen dieser Art und versucht, die Salze loszuwerden: Es kommt zum Reflux, zum Rückfließen des Chymus in den Magen. Doch auch dort sind die Gallesalze nicht gern gesehen, da sie in ihrer Aggressivität Schleimhäuten gegenüber keinen Unterschied machen und so auch die Magenschleimhaut attackieren. Auch dieser Vorgang ist ulkusbegünstigend.

Wenn man also einer der wenigen vernünftigen Raucher ist, der nur ein paar Zigaretten pro Tag konsumiert, dann sollte man diese nicht ausgerechnet nach den Mahlzeiten inhalieren, weil sie dann, wie beschrieben, Magen und Duodenum zusetzen. Ganzheitlich betrachtet führt die Übersäuerung zu den oben angesprochenen Folgekrankheiten, die in der Regel schlimmer sind als das Geschwür.

Wenn man also meiner Meinung nach beim Kaffee ein Auge zudrücken kann, beim Tabakkonsum darf man sich keiner laissez-faire-Politik bedienen.

Über die Problematik »Einsicht – Handeln« sprachen wir schon im psychologischen Teil. Bei kaum einer anderen Belastung kann man die eigene Willensstärke so gut testen wie bei dem großen Schritt der Tabakabstinenz. Wer es wirklich schafft, damit aufzuhören, der verdient Respekt. Leider kann ich hier keinen Leitfaden abspulen, wie man diesen wichtigen Schritt am besten tut. Am ehesten verspreche ich mir (und Ihnen) Erfolg, wenn das Einstellen des Rauchens einhergeht mit einer generellen Umstellung, wie beim Fasten beschrieben. Das Problem wird dann nicht

isoliert gesehen, sondern bindet sich ein in ein Ganzes. Es fällt dann nicht mehr so auf, weil die Konzentration sich auf anderes richtet – und quasi als Nebenwirkung hat man plötzlich aufgehört zu rauchen.
Natürlich geht es nicht ganz so einfach. Man braucht den festen Willen, diesen Schritt zu vollziehen, aber es fällt leichter, wenn man sich auch auf andere Dinge, die mit dem alltäglichen Leben zu tun haben, konzentrieren muß. Hat man dann erst einmal eine Woche lang nicht geraucht, kann man es sich leichter vorstellen, auch den Rest des Lebens ohne den blauen Dunst auszukommen. Selbst wenn man sich vor der Endgültigkeit scheut und vorgibt, eine »Rauchpause« einzulegen. Mit diesem kleinen Selbstbetrug kann man leichter leben und hat zunächst schon den Erfolg der Selbstbestätigung, daß es auch längere Zeit »ohne« geht.
Unabhängig von den vielen anderen gesundheitlichen Vorteilen, die das Nichtrauchen mit sich bringt, ist es eben gerade bei Menschen, die zum Magen- oder Duodenalgeschwür neigen oder gar schon eines hatten oder darunter gerade leiden, ein Gebot, mit dem Rauchen aufzuhören, da ihre Krankheit sich sonst in die Länge zieht, eine Abheilung erheblich erschwert wird, sich verschlechtert oder gar erst entsteht.

Alkohol

Wir haben hier dasselbe Prinzip wie beim Tabak vor uns. In Maßen genossen ist gegen die niederprozentigen alkoholhaltigen Getränke nicht viel einzuwenden. Bier gehört in Bayern und anderswo zu den Nahrungsmitteln, Wein in Österreich und am Rhein. Es fragt sich nur, welchen Prozentsatz der »Ernährung« dieser flüssige und gutkonservierbare Anteil ausmacht.
Hier liegt die Crux der Sache. Alkohol hat sich zur Gesellschaftsdroge Numero eins in Europa entwickelt. Wenn man sich in ein Restaurant begibt und zum Essen nur Mineralwasser oder Apfelschorle trinkt, wird man bereits schief angesehen. Es werden so-

fort zehrende Krankheiten, Psychopharmakakonsum oder eine Bekehrung zum Islam unterstellt. Nicht einmal das Argument, man müsse ja noch fahren, sticht im Endeffekt, denn Trunkenheit am Steuer ist zwar kriminell, aber ein »kleiner Schwipps« steht einem doch auch im Kfz zu und gilt als Kavaliersdelikt. Es bedarf jedenfalls der Rechtfertigung, wenn man nicht trinkt und nicht umgekehrt. Mancherorts ist es ja immerhin schon »In«, wenn jemand erzählt, er habe es geschafft, mit dem Rauchen aufzuhören. Beim Alkohol trifft man auf erstauntes Schweigen oder Unverständnis, wenn man erklärt, man versuche es eine Zeitlang »ohne«.

Alkohol ist eine Rauschdroge wie Marihuana oder Peyotl, nur verdient der Staat daran mit und drückt daher eher mal ein Auge zu. Der selbstverantwortliche Umgang mit Rauschdrogen wäre ein hehres Ziel, von welchem wir wohl als Kollektiv weit entfernt sein dürften. Jedoch verbieten sich in einem demokratischen Gemeinwesen weitere restriktive Aktionen von seiten der Regierungen. Außerdem führen sie, wie uns das Aufblühen der Mafia in den USA der dreißiger Jahre, als Alkoholkonsum verboten war, deutlich vor Augen führt, nicht dorthin. Jeder müßte beginnen, vor sich selbst Rechenschaft abzulegen, inwieweit er mit dem Alkohol sinnvoll umgeht oder ob er bereits zum (notwendigen?) Bestandteil des täglichen Lebens geworden ist. Träfe letzteres zu, dann muß bereits bei geringen Mengen von süchtigem Verhalten gesprochen werden.

Auch wenn es tausend und mehr Jahre her ist, daß der gemeinsame Umtrunk zum Zwecke der Berauschung als Kulthandlung gepflegt wurde, die Vorstellung vom »Nichtdazugehören« hat dort ihren Ursprung. Wer nicht mittrinkt, stellt sich außerhalb des Kollektivs oder wurde gar davon ausgestoßen, »exkommuniziert«. Das mutet sehr archaisch an, ist aber psychische Realität, der durch bloße Argumente nicht beizukommen ist, und es erfordert viel Kraft und Energie, sich dem gesellschaftlichen Zwang des Mittrinkenmüssens zu entziehen. Auch heute noch kann man sagen, daß dieses »kultische Miteinandertrinken« viel Positives

für sich hat, doch sollte man es eben nicht zur Regel werden lassen. Der tägliche Alkoholkonsum, egal, mit welcher Begründung, ist gefährlich, Wegbereiter zur Sucht und auf jeden Fall abzustellen!
Doch inwieweit beeinflußt Alkohol Magenkrankheiten?
Ist der Magen bereits vorgeschädigt, liegt oder lag ein Geschwür vor, reagiert der Magen psychosomatisch auf Streß oder ist er chronisch entzündet, sollte auf Alkohol möglichst verzichtet werden.
Täglicher Alkoholkonsum schädigt die Magenschleimhaut, ist also ein negativer, aggressiver Faktor im Kampf um die Stabilität des Schleimhautschutzes gegen Entzündung oder Geschwür.
Regelrecht verboten sind hochprozentige Getränke, also alle Arten von Schnaps, vor allem die zusammengemixten Cocktails, die nicht nur Killer des aufrechten Ganges, sondern auch der Verdauungsdrüsen sind, süße Weine, Liköre und Weißwein generell. Letzterer verfügt über zuviel Säure und schädigt somit die Schleimhaut. Am Rotwein ist nicht soviel auszusetzen, da er Gerbsäure enthält, die eher zusammenziehende Wirkung hat und somit der Schleimhaut keinen Schaden zufügt. Auch die bitteren Biere sind zu meiden, da sie wiederum Säure hervorlocken; also Vorsicht bei Pils, Guinness, Kölsch und dem normalen hellen Vollbier. Dunkle Sorten, Weizen- oder Weißbier und natürlich alkoholfreies Bier sind eher anzuraten.
Achten Sie übrigens auf die Einhaltung des Reinheitsgebots. Bei Dosenbier ist dies sicher nicht der Fall, deshalb und auch wegen der Umweltbelastung durch den Abfall ist davon abzuraten. Im Gegenzug hierzu gibt es auch biologische Biere, Zwickelbier genannt, die in der Herstellung extrem schonend behandelt und auch sehr gut vertragen werden.
Vor den hochprozentigen Alkoholika möchte ich nochmals eindringlich warnen. Sie schädigen direkt die Magenschleimhaut und die Bauchspeicheldrüse. Alkoholiker leiden ja fast alle an einer chronischen Bauchspeicheldrüsenentzündung. Wird zusätzlich Nikotin genossen, ist der Schaden überproportional

größer. Auch die süßen Alkoholika sind Säurelocker ersten Ranges, die verstärkt zur Übersäuerung führen. Dies ist jedoch nur die eine Seite der Medaille.

Leidet jemand an einer hypoaciden Gastritis, werden also zuwenig Magensäure und daher auch zuwenig Verdauungssäfte produziert so kann man sich natürlich der Säurelocker bedienen: Einen Magenbitter nach dem Essen oder, wenn es mit dem Appetit auch nicht zum Besten gestellt ist, bereits eine Viertelstunde vor der geplanten Mahlzeit ein kleines Gläschen Bitterdrogen (siehe Phytotherapie) lockt dann die Säfte und die nötige Säure hervor. Der Mensch mit untersäuertem Magen sollte also lieber Weißwein oder helles Bier oder Pilsener trinken, da diese Sorten die Verdauungssaftproduktion fördern.

Selbstverständlich ist der Mangel an Magensaft kein Freibrief für den Alkoholismus! Die bekannten Schäden, die der Alkohol im Gesamtorganismus bewirkt, bleiben bestehen. Genauso wäre es ein Trugschluß anzunehmen, wenn man zuwenig Magensäure produziert, dürfe man sich ruhig sauer ernähren; die Gewebsübersäuerung stellt sich trotzdem ein.

Der maßvolle Umgang mit niederprozentigen alkoholhaltigen Getränken, also ab und zu ein Bier oder ein Schoppen Wein in geselliger Runde oder auch einmal allein als echten Genuß nach Feierabend, ist nichts Verdammenswertes. Als Obergrenze würde ich einen Liter Bier oder einen halben Liter Wein ansetzen, auch wenn der hochmittelalterliche Sachsenspiegel »Vier Kannen Weines pro Tag« (das entspricht 2,5 l) als normal angibt.

Die Kunst im Umgang mit dem Alkohol ist das Maßhalten, nicht die totale Abstinenz. Jeder muß hier selbst in einem gewissen vorgegebenen Rahmen seine Grenzen finden und setzen.

Wichtiges zum Thema Genußgifte

Erlaubt sind/ist	Verboten sind/ist
1–2 Tassen Kaffee/Tag, wenn mindestens die doppelte Menge an Neutralflüssigkeit getrunken wird.	Mehr als 2 Tassen Kaffee/Tag Den Kaffee ohne Milch zu trinken.
Ab und zu (höchstens dreimal pro Woche) niedrigprozentige Alkoholika (Bier; Wein) Sorten je nach Säure: Übersäuerter Magen: Dunkles, Weizen- und Zwickel-Bier; Rotwein Zuwenig Magensäure: Pils, Helles, Kölsch, Zwickelbier, Weißwein, Rotwein.	Hochprozentige Alkoholika und süße Alkoholika – Schnäpse, Cocktails, Liköre Niedrigprozentige Alkoholika mehr als dreimal die Woche
Wer es schafft, 2 bis 3 Zigaretten pro Tag, nicht jedoch vor und nach dem Essen und bei wie auch immer geschädigtem Magen.	Das Rauchen bei vorgeschädigtem oder erkranktem Magen.

Wie esse ich?

Wie wir im Physiologieteil gesehen haben, verläuft die Magenverdauung in drei Phasen, die jede für sich sehr wichtig ist. Um den Ablauf möglichst harmonisch zu gestalten, können wir selbst einiges tun.
Zunächst sollten wir dafür sorgen, daß die Rahmenbedingungen für die Mahlzeit optimal gestaltet werden. Der Haupthemmnisfaktor hierfür ist gemeinhin die nie vorhandene Zeit. Die hineingeschlungene, vorher zerkleinerte und nur mehr mit der Gabel so recht barbaro-amerikanisch rechtshändig geschaufelte Pampe, die nach Möglichkeit ungekaut Mund, Rachen und Speiseröhre passieren soll, um nicht beim Gespräch bei Tisch hinderlich zu sein, sollte für magenempfindliche Menschen ein absolutes Tabu darstellen. Wenngleich diese Art zu speisen allgemein nicht besonders zuträglich oder ästhetisch befriedigend ist – aber was bedeutet heute schon Ästhetik? Business ist angesagt. Zeit ist Geld, nicht Genuß! Der stellt sich erst beim Ausgeben des sauer verdienten Mammons ein, wenn wir mit dem Auto in ein entlegenes Restaurant fahren und uns dort, einmal im Monat, für teures Geld eine wirklich gute, durchkomponierte Mahlzeit leisten, von der wir noch ein paar Wochen lang schwärmen. Oft ist es aber zusätzlich noch so, daß gerade diese teure, aufwendige Mahlzeit uns nicht befriedigt – weil auch dort mit Wasser gekocht wird . . . Der Genuß stellt sich nicht ein. Warum? Hat vielleicht der alte Descartes recht, der der Auffassung huldigte, daß nur dort ein wahrer Genuß sei, wo auch ein reales Bedürfnis befriedigt werde? Haben wir heutigen uns wirklich so sehr von den wahren

Bedürfnissen entfernt, daß wir unfähig zum Genuß geworden sind?
Jede Mahlzeit könnte ein Genuß sein, unabhängig von der Zusammensetzung. Die Rahmenbedingungen müssen nur passen. Das Alpha und das Omega des Essens ist die »psychische Phase« der Verdauung. In dieser Zeit, in der der Magen und die Verdauungsdrüsen ihre Säfte bereitstellen, werden die Weichen in Richtung Genuß oder Pflichtübung gestellt.
Der ewige Zeitdruck, der der gemütlichen Mahlzeit im Nacken sitzt, muß irgendwie unter Kontrolle gebracht werden. Nur wenn man wirklich entspannt ist, können die Verdauungsdrüsen richtig arbeiten. Ist gerade eine stressige Situation im Gange und flitzen Adrenalin und die anderen Streßhormone wie die Wilden durch die Adern, ist an eine normale Verdauung nicht zu denken. Man spürt dies normalerweise in Form einer gewissen Abneigung gegen das Essen, und man überwindet die Abwehr und stopft etwas in sich hinein, was man nicht will. Wie zu Babys Zeiten. Nur ist man mittlerweile alt genug, »Nein!« zu sagen. Verhungert sind in unserer Überflußgesellschaft nur ganz wenige – ernährungsbedingte Krankheiten haben sich ganze Armeen geholt. Nicht umsonst ist die Magenschleimhaut fast jedes zweiten Bundesbürger geschädigt, so daß die Pathologen dies schon als normal bezeichnen.
Nicht jeder mit geschädigter Schleimhaut hat Symptome, haben wir gelesen, das ist richtig, aber eine der Hauptäste einer sinnvollen Magentherapie geht über die richtige Ernährung bzw. das richtige Essen. Die Zusammensetzung ist nicht immer das maßgebliche Element des Therapieerfolges, sondern das »Wie«.
Es ist extrem wichtig, sich zum Essen die nötige Zeit zu lassen. Wenn die Mittagspause für eine entspannte Mahlzeit zu kurz ist, essen Sie lieber eine Kleinigkeit, so daß der Magen etwas zu tun hat und der Blutzuckerspiegel und damit die energetischen Verhältnisse nicht absacken, und nehmen Sie Ihre Hauptmahlzeit dann ruhigen Gewissens am Abend ein. Aber nicht zu spät!
Der sehr komplexe Verdauungsvorgang braucht naturgemäß

seine Zeit. Sorgen Sie dafür, daß der Magen nicht zuviel auf einmal bekommt, er kommt dann mit der Säureproduktion nur schwer nach. Wenn man ganze Brocken ungekaut verschlingt, also noch keine Vorverdauung stattgefunden hat, müssen diese Stücke im Magen erst mühevoll zerkleinert werden. Zwar hat uns der Schöpfer mit (in der Regel) 32 speziell dafür ausgerichteten Zähnen ausgestattet, aber viel zu viele Menschen machen von diesen Werkzeugen nicht den rechten Gebrauch und delegieren deren Aufgabe an den dafür gänzlich ungeeigneten Magen.
Die Nahrung soll im Mund optimal vorbereitet werden, wozu ein relativ langes und gründliches Kauen die wesentliche Voraussetzung ist. »Gut gekaut ist halb verdaut«, sagt schon der seine Zähne benutzende Volksmund. Der Amerikaner Horace Fletcher entdeckte, daß das dreiunddreißigmalige Durchkauen der Nahrung deren optimale Ausnutzung bewirkt. Der Bissen soll möglichst klein sein, wird dreiunddreißig mal gekaut und dabei automatisch, da das Kauen reflektorisch die Mundspeicheldrüsen anregt, gut eingespeichelt. Derart vorverdaut kann der Speisebrei den Magen auch ohne ihn zu überfordern wieder verlassen. Anderenfalls würde der Magen genötigt, mehr Säure zu produzieren. Dieses Mehr an Säure würde Galle und Bauchspeicheldrüse überfordern, so daß mit der Zeit eine Dyspepsie oder gar ein Zwölffingerdarmgeschwür auftreten könnte. Die kleingekaute Nahrung wird besser aufgeschlossen, sie wird leichter verdaulich und dabei besser ausgenutzt: Man braucht weniger, um satt zu sein – nicht übersättigt und schwerbäuchig. »More isn't always better«, sagen die Briten (Mehr ist nicht immer besser), was gerade beim Essen großen Wahrheitsgehalt hat! Übrigens noch eine Weisheit »Fast food – slow foot«. Das schnelle Essen überfordert nicht nur den Magen und Verdauungsapparat, sondern auch Herz und Kreislauf! Das Auf und Ab des Blutzuckers bringt auch Blutdruckschwankungen mit sich, die sich unangenehm auswirken: Man fühlt sich nach schnell hinuntergewürgtem Essen meist überlastet, ermüdet und energiearm. Man muß dann einen Kaffee hinterher trinken, um den Kreislauf wieder in Gang zu bringen.

Es sollte jedoch auch ohne derartige Stimulation gehen. Wir brauchen nicht reinzuhauen wie die Scheunendrescher, die wir ja alle an Bewegung nie einholen werden. Natürlich braucht ein Mensch, der den ganzen Tag über hart körperlich arbeitet, mehr und höherkalorische Speisen als der Stubengelehrte, und er wird sich auch mit entsprechendem Appetit daraufstürzen – »wie bei der Arbeit, so beim Essen!« heißt es dann. Das Mehr an Bewegung vermag einiges an Fehlverhalten, was das Tempo der Nahrungsaufnahme betrifft, wieder auszubügeln. Doch gerade der gestreßte Angestellte, der Bürotäter, leidet ja häufig an »Magengeschichten« und sollte sich daher sein Essen streßfrei zuführen.
Dazu gehört natürlich auch das Ambiente. Nehmen Sie lieber zwei Brotzeiten von zu Hause mit, als in der als eklig oder dumpf empfundenen Kantine oder Mensa zu essen. Beweisen Sie auch hier Ihre Selbständigkeit, indem Sie sich nicht an einen Tisch schieben lassen, an dem dauernd über das schlechte Essen gemeutert wird. Ist Ihnen dann der Appetit schon mal vergangen und Sie stopfen etwas innerlich ablehnend in sich hinein, freut sich höchstens Ihr Geschwür. Diese Umgebung ist für Sie, der Sie gesund sein bzw. werden wollen, nicht geeignet.
Was ist vom Ambiente am wenigsten zu trennen? Die Gesellschaft. Kaum ein Lokal, das noch so mies von innen aussieht, ist imstande, den Appetit so gründlich zu verderben, wie eine einzige Person am Tisch, die Sie nervt. Ich wähle bewußt diesen Ausdruck, denn wie wir gesehen haben, ist etwas Freude oder Zorn Magensekretion fördernd. Nicht jedoch jemand, der einem instinktiv zuwider ist, in dessen Gesellschaft man sich nicht frei fühlt, sondern bedrückt.
Beobachten Sie sich einmal aus olympischer Höhe beim Essen, wenn Sie sich genervt fühlen. Die Handlung, die gegen Sie gerichtet ist und als aggressiv eingestuft wird, wird weitergeleitet. Ein altbekanntes Problem umgeleiteter Aggression. Damit soll gesagt sein, daß die Aggression nicht auf den Urheber zurückfällt, sondern weggeleitet wird. Das gilt natürlich für jede Art Aggression beim Essen, aber auch für aufgestaute Aggression, die

sich aufs Essen umleiten läßt. Der Leidtragende »schlägt sich den Wanst voll«, wie der Volksmund ja subtil erfaßt, daß hier etwas Aggressives (schlagen) getan wird. Wer den halbsatirischen Film »Der Rosenkrieg« mit Cathleen Turner und Michael Douglas gesehen hat, dem dürfte nicht entgangen sein, wie der Held der Geschichte aß: Das Steak wurde im Brutalverfahren zerkleinert, von Aufschneiden kann hier nicht die Rede sein, und anschließend wurde dieses niedergemetzelte Stück Fleisch in großen Stücken verschlungen. Man braucht nicht zu erwähnen, daß der Held des Films erhebliche Probleme in seiner Kanzlei und mit seiner Frau hatte. Seine verkappte Aggression ihr gegenüber zeigte sich dramatisch in seinem Eßverhalten zu Hause. Dieses Symptom war in seinem Fall Vorbote für den realen Konflikt zwischen den beiden, der dann bis aufs Messer ausgetragen wurde.

Meist bleibt es jedoch bei dieser subtilen Form der Zurschaustellung unterschwelliger Aggression, die meist auch nur unbewußt wahrgenommen wird!

Die Mahlzeit ist eine sehr archaische, bedeutsame, ja nahezu sakrosankte Handlung. Das gemeinsame Mahl in der Gruppe, repräsentiert durch die Familie, hat Ritualcharakter. Wer nicht mitißt, schließt sich aus und zeigt so Aversionen oder weist auf Dissonanzen hin. Oft ist diese Nichtteilnahme am Mahl das erste offen gezeigte Zeichen einer innerfamiliären Mißstimmung. Meist werden zunächst Gründe vorgeschoben, »es schmeckt nicht« oder man »hat keinen Appetit«. Die Gruppe wird gemieden und das natürliche Bedürfnis nach Nahrung außerhalb der festgesetzten Zeit befriedigt. In der Familie ist diese Vermeidung des Kontakts während der Mahlzeiten ein ernstzunehmendes Symptom, worüber gesprochen werden sollte, solange es noch geht. Die »intakte Primärgruppe« gehört zur »sozialen Gesundheit« (diese Termini wurden von der WHO geprägt), die gerade für die streßinduzierten psychosomatischen Krankheiten von großer Bedeutung ist.

Anders verhält es sich mit »Nicht-Primärgruppen« wie Kollegen- und Freundeskreis.

Das Gefühl, daß man nicht allein ist, wenn man ißt, ist uralt. Über Jahrmillionen war die Mahlzeit eine Kulthandlung der Gruppe, allerdings früher der Primärgruppe, und das kollektive Unbewußte kennt diese Handlung nicht anders. Wer allein ist, ißt dem anderen etwas weg – so zetert unser innerer Zensor aus der Steinzeit, und der einsame Esser entwickelt Schuldgefühle. Diese Schuldgefühle sind zwar bewußt nicht mehr einsehbar, sitzen jedoch tief und fest in uns drinnen und können uns regelrecht quälen. Nur wenigen Menschen scheint es zu gelingen, diesen Komplex echt aufzulösen und mit Genuß allein speisen zu können. Dabei ergaben neueste Studien einer ostdeutschen Forschergruppe, daß es zwar in Gesellschaft besser schmecke, aber man dadurch mehr als zuträglich esse. Futterneid spielt hier mit herein: man ißt mehr als man braucht, damit es der andere nicht erwischt. Hier hat man seltsamerweise keine Schuldgefühle, wenn man tatsächlich jemandem direkt etwas wegißt. Das geschieht dann aber sub oculis und nicht im Geheimen, von der Umwelt verborgen. Es zeugt von Konfliktfähigkeit und von Selbstwertschätzung – oder aber Überschätzung? Jedenfalls haben die Forscher herausgefunden, daß sich der einsame Esser gesünder ernährt. Die Zusammensetzung seiner Mahlzeiten ist mehr auf seine individuellen Bedürfnisse ausgerichtet, und er ißt, wann er will und wieviel er will. Wie dieses Ergebnis entstanden ist, sei dahingestellt, die meisten Singles, die mich in der Praxis konsultieren, sind fehlernährt.
Sitzen Sie in Lokalen immer mit dem Rücken zur Wand, die Tür im Blickwinkel? Ja? – dann sind Sie bei Ihren Mahlzeiten selten entspannt. Versuchen Sie herauszufinden, ob dieses Verhalten für Sie typisch ist, ob Sie es unbewußt immer und überall, wo Sie essen, so machen, oder ob sich dieses Muster auf bestimmte Lokalitäten bezieht. Meiden Sie den als streßauslösend erkannten Ort oder lernen Sie eine Methode der inneren Entspannung. Denn wie wir wissen ist Angst oder Engegefühl beim Essen der schlimmste Feind der Verdauung.
Die Mahlzeit sollte in den Tagesablauf integriert werden können

und nicht als Fremdkörper ins Geschehen hineinplatzen. Nicht mit dem Blick zur Uhr sollte die Mahlzeit beendet werden, sondern es sollte ein halbwegs harmonischer Übergang zum weiteren Tagesablauf ermöglicht werden. Das heißt, daß es am besten wäre, wenn Sie nach dem Essen sich etwas Bewegung an frischer Luft verschaffen könnten oder etwas ausruhen. Im folgenden Kapitel soll darüber mehr gesagt werden.

Wichtig

- Sorgen Sie für den passenden Rahmen, so daß Sie entspannt und ohne Zeitdruck essen können.
- Nehmen Sie die Mahlzeit mit Menschen ein, die Ihnen liegen. Nicht gern gesehene Leute am Mittagstisch sind zu meidende Stressoren. Sie essen dann unbewußt schneller, um diese Gesellschaft loszuwerden. »Bin ich eher fertig, kann ich ja gehen . . .« oder es vergeht Ihnen der Appetit und Sie essen, weil es sein muß.
- BEHAUPTEN SIE SICH!
  Denn: Niemand, der Sie hetzt, läßt sich später für Sie operieren, keiner dieser Menschen erträgt für Sie Ihre Schmerzen. Jeder aus dieser Gesellschaft wird jedoch später sagen: »Selbst schuld, hätte er sich beizeiten gewehrt, wär' ihm das nicht passiert.«
- Wollen Sie alleine essen, weil die anderen zu schnell essen und Sie treiben, sich zu schaden, machen Sie Ihrer Umgebung klar, daß Sie sich nicht hetzen lassen und deshalb lieber allein essen.
- Lassen Sie sich von niemandem nötigen, mehr zu essen, als Sie wollen, Dinge zu essen, die Sie nicht wollen und schneller zu essen, als Sie wollen. Dies ist Ihnen alles nicht zuträglich.

- Essen Sie langsam, kauen Sie gut durch und nehmen Sie kleine Bissen. Essen Sie grundsätzlich kleine Portionen, Sie werden merken, daß Sie weniger brauchen, um wirklich satt zu sein!
- Die Mahlzeit ist nicht der geeignete Zeitpunkt, Liegengebliebenes aufzuarbeiten oder Informationsdefizite zu decken.
- Noch ein Wort zu Worten. Die Mönche des Mittelalters, ja in manchen Orden ist es bis heute so, zogen es vor, während der Mahlzeiten nicht zu sprechen, sondern zu schweigen, höchstens wurde Erbauliches aus der Bibel vorgelesen, von einem Bruder, der an diesem Tag das Essen ausfallen ließ, also fastete. Dieser Brauch hat neben der kontemplativen Komponente auch eine psycho-hygienische: Wer beim Essen keine belastenden Nachrichten, gesprochen oder gelesen, vernimmt, ißt entspannter und ist bei der Sache. Wer das Schweigen vorzieht, muß sich nicht überlegen, wie er das Tischgespräch am Laufen hält. Er ist ganz der Zen-Meister, der predigt: »Wenn ich raste, raste ich, wenn ich eile, eile ich, wenn ich esse, esse ich und wenn ich schlafe, schlafe ich – Ihr aber, ihr eilt, während ihr eßt!«
- Gegen stimulierende, entspannende Musik während des Essens ist nichts einzuwenden, doch Krimis, Tagesschau etc. sollten vermieden werden.
- Müssen Sie Medikamente einnehmen, achten Sie auf den richtigen Zeitpunkt vor oder nach der Mahlzeit, wie verordnet!

Rhythmik – Die Vorgabe der Natur

Kaum eine Anlage des Menschen wird so sehr unterschätzt, ja direkt mit Füßen getreten, wie das Bedürfnis nach Rhythmus.
Die moderne Chaosforschung kommt unabhängig von den langjährigen Studien Rudolf Steiners, des Begründers der Anthroposophie, zu dem Schluß, daß alles Rhythmen unterliegt, daß das All Metamorphosen durchmacht, wobei immer wieder dieselbe Gestalt, nur in modifizierter Art, auftaucht. Jegliches Wachstum, Entwicklung von Leben, folgt rhythmischen Gesetzen. Der naturfühlige, die ihn umgebende lebendige Natur spürende Mensch ist ja nicht gerade die Normfigur des Durchschnittszeitgenossen. Doch kennen wir alle bestimmte Rhythmen, die uns eventuell sogar zusetzen und sich dadurch bemerkbar machen.
Der allmonatlich sich vollziehende Wechsel unseres Nachtgestirns von Neumond über Zunahme des Mondes bis hin zum Vollmond und wieder retour geht nur an wenigen völlig unbemerkt vorüber. So der weibliche Zyklus: Es gibt kaum ein Regelsystem, das in den letzten Jahrzehnten, aller Aufklärung zum Trotz, so nachhaltig gestört wurde. Bei Naturvölkern spüren die Frauen den Eisprung, und die monatliche Reinigung vollzieht sich nach dem Mondrhythmus. Therapeuten, die auf diesen Faktor Rücksicht nehmen, werden nur nach Vollmond, also bei abnehmendem Mond einen Aderlaß vornehmen oder eine Behandlung einer Schilddrüsenüberfunktion mit Kropf in Angriff nehmen. Man macht sich hier die Beobachtung zu Nutze, daß die lunaren Einflüsse schädigend wirken können.

So sind gerade die Menschen, die unter Schilddrüsenüberfunktion leiden, während der Vollmondtage besonders belastet, sie schlafen schlecht, sind oft extrem reizbar und unruhig. Der abnehmende Mond übt eine beruhigende Wirkung auf sie aus, und deshalb nutzt man auch diese Zeit für die Behandlung. In unserem Zeitalter des Messens und Wiegens erscheint dies zunächst absurd, jedoch kann man den Behandlungserfolg, die Abnahme der Struma (Kropf) meßbar nachweisen, ganz einfach mit einem Schneidermaßband.

Sowenig sich der Mensch von heute an lunaren Monatsrhythmen orientiert, genausowenig beachtet er die solare Rhythmik. Dies zieht sich von der Tages- bis in die Jahresrhythmik hinein. Das Leben in der Industriegesellschaft ist ein Einerlei von Sommer und Winter, Frühling und Herbst. Aber wer kann es sich leisten, auf seine innere Uhr, die zweifelsohne sein sicherster Rhythmusgeber wäre, zu hören!?

Die Zeit, die wir alle nicht haben, wird bereits mittels Atomuhren gemessen und in Arbeits- und Freizeit aufgeteilt. Niemanden scheint es zu interessieren, daß wir im Winter in der Regel bereits vor Sonnenaufgang das Haus verlassen, tagsüber bei Kunstlicht arbeiten, um dann abends nach Sonnenuntergang ins trauliche Heim zurückzukehren, um uns dort vom TV bestrahlen zu lassen. Die Sonne haben wir den ganzen Tag lang nicht gesehen. Wir sollen »auch im Winter, wenn es schneit«, dieselbe Leistung erbringen wie im Sommer, obwohl doch unser Stoffwechsel im Winter total anders arbeitet. Im Winter arbeitet auch der Warmblütler nicht sehr gerne, da alles belastend für ihn ist. Weniger universell ausgelegte Lebewesen wie der Mensch, wie Eichhörnchen und Bär, gehen in Winterruhe, andere, wie z. B. die Fledermaus, gar in Winterschlaf.

Doch das elektrische Licht macht's möglich: Nicht nur das Nachtwachen der Geistesarbeiter und der Bohèmiens, die ja meistens recht blaß und kränklich aussehen, sondern auch die große Unabhängigkeit von der Sonne bei Tage.

Natürlich gibt es unterschiedliche Typen, die sich ständig bekriegen und gelegentlich auch zu missionieren versuchen. Die alte Weisheit, daß aus einer Eule keine Lerche zu machen ist, leuchtet ein. Doch ist die Eule, wie wir weiter unten sehen werden, von der Organuhr her deutlich benachteiligt, wenn sie mit dem Magen zu tun bekommt. Ihr Tagesrhythmus veranlagt sie fast zwingend dazu. Mit dieser Weisheit kann man naturgemäß wenig anfangen, denn »umwandeln« läßt sich der Nachtmensch auch mit Gewalt nicht. Für ihn sind die in den anderen Kapiteln besprochenen Techniken wichtig, wie er mit seinem Magen, der ihm Schwierigkeiten bereitet, umgehen kann. Sicher kann man sich mit einem Quentchen Disziplin morgens herausquälen, zu einer Hochform wird man zu dieser Zeit als Nachtmensch trotzdem nicht auflaufen.

Unsere Uhren machen uns täglich vor, die Zeit wäre eine meßbare Einheit, die immerfort gleichmäßig ablaufe, vergehe. Lange vor Einstein hatten jedoch bereits römische »Verwaltungshengste« entdeckt, daß die Zeit etwas hochgradig Relatives ist. Ihre Zeiteinteilung machten sie nicht etwa von einer beliebigen Größe abhängig, sondern vom solaren Rhythmus. Wie für uns war eine Stunde der vierundzwanzigste Teil des Tages – nur war nicht jede Stunde gleich lang. Im Winter wie im Sommer wurde der Tag, gemessen von Sonnenaufgang bis Sonnenuntergang, in zwölf Einheiten aufgeteilt. Die Sommernachtstunde war kürzer als die Nachtstunde im Winter. Im Sommer wurde pro Stunde bedeutend länger gearbeitet und mehr geschafft als in einer kürzeren Winterstunde. Dies war natürlich nicht auf besondere Weisheit zurückzuführen, sondern auf die Notwendigkeit eines überschaubaren Tagesplanes – und das Fehlen künstlicher Lichtquellen in großem Maßstabe.

Ich will mit diesem Beispiel nur andeuten, daß unsere Tagesrhythmik nicht etwa gottgewollt ist, sondern auf Konvention beruht, die man nicht unbedingt kritiklos zu ertragen braucht, zumal sie schadet.

Wenn der »Wasserdoktor« Pfarrer Sebastian Kneipp von »Licht, Luft und Wasser« als heilenden Agentien sprach, meinte er nicht

nitratversuchtes Leitungswasser, verpestete Luft und die beißende Grelle des Neonlichtes!
Liegt im Winter eine deutliche Verschlechterung der Magensymptomatik vor und ist dies verbunden mit Niedergeschlagenheit, Appetitmangel und allgemeiner Schwäche, sollte man sich nach den Möglichkeiten einer Lichttherapie erkundigen.
In den USA und den Eidgenossenschaften wird diese Art sanfter Behandlung, nebenwirkungsfrei, optimal verträglich und als en-passent-Behandlung zu Hause beim Frühstück anwendbar, bereits mit Erfolg praktiziert. Bei uns hat die Wissenschaftlichkeit, d. h. in diesem Fall die Unmöglichkeit einer placebokontrollierten Reihenuntersuchung wieder einen Vorrang vor den Interessen der Patienten. Aber vielleicht findet sich der eine oder andere Therapeut, der diese Art von Behandlung, die im übrigen bei Hautleiden recht gute Erfolge aufweist, anzuwenden bereit ist.
Zurück zum Tagesrhythmus. Wie verheerend sich diese tiefe Unbewußtheit jeglicher Rhythmik auf die Ernährungsgewohnheiten auswirkt, liegt fast auf der Hand. Zum Rhythmus gehört auch die Frage des gestern und heute. Was tut man nicht alles, um einen Abend zu verlängern und läßt dabei doch so manche dringende Besorgung unerledigt. Wer den Tag schon mit dem Aufarbeiten des Restes von gestern beginnen muß, wird schon früh gefrustet und ist oft schon erledigt, bevor es richtig losgeht. Dieses Problem ist eng verknüpft mit der morgendlichen Mahlzeit, die meist ausfällt, weil man ja so in Eile ist und keine Zeit hat. Nicht ganz unschuldig daran ist die Angewohnheit, den Wecker wirklich auf Ultimo zu stellen, so daß jeder Handgriff perfekt sitzen muß, damit pünktliches Erscheinen an der Arbeitsstelle ermöglicht wird. Dort angelangt, hat man sich tüchtig abhetzen müssen und Ärger in den öffentlichen Verkehrsmitteln gehabt – Sie fahren doch sicher nicht mit dem Privatwagen zur Arbeit, um bereits im morgendlichen Stau ihr Magengeschwür zu züchten, oder? – trinkt man als erstes eine Tasse Kaffee, schwarz, ohne Milch und Zucker, das wirkt existentialistisch, todesverachtend, dynamisch, leidensbereit, mit einem Wort: leistungsbereit.

Außer einer kurzen Aufwärtskurve des Blutdrucks und der Stimmung bewirkt diese Art von Frühstück jedoch nur Negatives: Nicht, daß nur Herz und Gefäße, überfordert durch den Dauerhochdruck, Schaden leiden, nein, auch die Verdauung macht sich bemerkbar.

Hierher gehört das leidige Thema Stuhlgang: Manch einer »kann« ja nur nach der Morgenzigarette auf nüchternen Magen. Mittels der so populären Fäkalsprache hat er zwar Einzug in alle gesellschaftlichen Bereiche gehalten, ist gewissermaßen in aller Munde, doch ist dies eher ein Zeichen einer infantilen Tabuabwehr, meist ein Zeugnis von Verklemmtheit und nicht einer freien Einstellung.

Der Darm ist zwar ein schwererziehbares, zum Teil sehr renitentes Teil des Körpers, aber er ist erziehbar. Wenn man auch klinischerseits eine Verstopfung, die manchmal vier bis fünf Tage andauert, toleriert, kann der Naturheilkundige dies nicht akzeptieren. Je länger die Verdauungsrückstände im Körper verweilen, desto größer wird die Intoxikation mit Gärungs- und Fäulnisgiften. Der Kliniker lächelt bei dieser Bemerkung milde, der Migräniker, dessen »Aura«, also ein Vorbote seiner Attacken, in einer mehrtägigen Verstopfung zum Ausdruck kommt, weiß, wovon ich spreche.

Eine tägliche Entleerung des Darmes wäre normal (was immer man unter diesem Begriff verstehen mag), wenn man auch nur alle zwei Tage »kann«, ist dies auch nicht tragisch. Wichtiger wäre dabei, daß eine Regelmäßigkeit des Stuhlgangs erzielt wird. Jedoch kann man diesen Aspekt nicht isoliert angehen, das heißt, mit dem Mißbrauch von Laxantien (Abführmittel) eine tägliche Entleerung zu erzwingen versuchen. Sinnvoller ist hier eine schlackenreiche und faserhaltige Kost. Nicht nur die Organe (wortwörtlich im Griechischen: Werkzeuge) müssen funktionieren, sondern derjenige, der sie gebraucht, muß wissen, wie er sie sinnvoll einsetzen kann.

Wichtig ist also nicht, wie bestimmte Spitzenpolitiker gerne behaupten, was unten rauskommt, sondern der Gesamtvorgang ist als in sich geschlossener Kreislauf aufzufassen, woraus sich ergibt, daß nur eine regelmäßige Entleerung stattfinden kann, wo eine einigermaßen eingehaltene Regelmäßigkeit der Nahrungsaufnahme gewährleistet ist.

Natürlich ist man nach der Nacht hungrig. Die englische Sprache bezeichnet das Frühstück nicht umsonst mit »breakfast«, als »Bruch des Fastens«. Anders als uns Mitteleuropäern ist den Bewohnern der Inseln das Frühstück heilig. Ich teile natürlich Ihre Skepsis gegenüber gebratenen Eiern mit Speck am Morgen, doch ein Knäckebrot mit Marmelade ist auch nicht das Wahre.

Das Frühstück sollte tatsächlich die reichhaltigste Mahlzeit des Tages sein. Nicht belastend, sondern energetisch hochwertig. Man kann sich kaum einen größeren Gefallen tun, als ordentlich zu frühstücken. Während der Nachtstunden leisten die Nieren effektiv Schwerarbeit, da sie, auch wenn sie nichts zu trinken bekommt, das Blut filtern müssen, um giftige Schadstoffe zu eliminieren. Sie hat es dabei besonders schwer, weil das Blut ohne die zusätzlich aufgenommene Flüssigkeit zäher fließt und dicker ist. Deshalb soll das Frühstück auch die Mahlzeit mit der höchsten Flüssigkeitszufuhr des Tages sein. Sind sie gut durchgespült, können die Nieren ihrer Entgiftungsarbeit weitaus besser nachkommen. Wer ausreichend gefrühstückt hat, braucht eigentlich bis zum Mittagessen nichts mehr zu essen. Allerdings ist nicht zuzuraten, daß man die Zeiten, in der der Magen sich in beschäftigungsloser Erschlaffung befindet, zu lange ausdehnt. Es ist also selten falsch, wenn man am Vormittag noch eine Kleinigkeit zu sich nimmt, etwa ein Joghurt, Kefir oder auch etwas Obst oder Nüsse.

Überhaupt ist es besser, mehrere kleinere Mahlzeiten über den Tag verteilt zu sich zu nehmen, anstelle der bei uns üblichen »Freßorgien« mittags oder am Abend. Jeder Diabetiker kann dies bestätigen. Um seinen Blutzucker nicht entgleisen zu lassen, ist er darauf angewiesen, alle paar Stunden eine Kleinigkeit zu essen. Da er mit Fettem und mit Zucker ohnehin achtgeben muß, ist er oft der am gesündesten Ernährte. Ich empfehle den meisten

Menschen diese Art von Ernährung. Zuckerfrei, fettarm und Weglassen von Weißmehlprodukten, wie gesagt, mehrmals täglich kleine Portionen werden vom Magen und den Verdauungsdrüsen weitaus besser vertragen und auch assimiliert.
Aus dem Gesagten resultiert bereits eine kleine Mittagsmahlzeit. Wenn es irgend möglich ist, sollte die Mittagspause im Freien verbracht werden, ein kleiner, energischer Spaziergang nach der Mahlzeit regt Kreislauf und Verdauung an. Schläft der Mensch, schaltet das vegetative Nervensystem die Verdauungsdrüsen ab, und es wird mehr Magensäure produziert.
Wer sich also nach der Mahlzeit ein Nickerchen gönnt, tut seinen inneren Organen keinen großen Gefallen. Der Speisebrei wird dadurch stark übersäuert, und es kostet Galle und Bauchspeicheldrüse viel Mühe, diese Situation zu bereinigen. Diese beiden Drüsen müssen nun den Saft, den sie produzieren, zur Abpufferung der überflüssig sezernierten Magensäure verwenden und sind so »gebunden« und nicht in der Lage, die Nahrung wirklich zu verdauen, dem Körper ähnlich zu machen. Die Folge ist eine Dyspepsie, wie dies in der Fachsprache heißt, eine fehlerhafte Zusammensetzung der Verdauungssäfte. Sie verursacht Beschwerden wie Durchfälle, Blähungen, Völlegefühl, Flatulenz und auch Schmerzen sowie saures Aufstoßen, eigentlich die gesamte Palette der »Magensymptome«. Nur selten ist dies anlagebedingt, meist ist Fehlernährung die Ursache. Wobei nicht nur die Qualität der Nahrung, sondern auch das »Wann« der Mahlzeiten eine Rolle spielt.
Eine bescheidene Brotzeit fängt die oft eintretende Schwäche am Nachmittag ab.
Nichts aber ist schädlicher in seinen Auswirkungen als die allabendliche »Freßorgie«, der wir uns nur allzugern unterziehen. Das Hauptproblem ist, wie oben schon angesprochen, die Umstellung der Verdauungsnerven während der Schlafenszeit von Betrieb auf Ruhe.
Wer sich, wenn er im Dunkeln sehen will, über die Schwäche seiner Augen beklagt, hat den Sinn der Sehorgane nicht ganz erfaßt,

ähnlich dem Menschen, der sich über seinen schwachen Magen beschwert, der ihn im Stich läßt, Sodbrennen verursacht, drückt und ein diffuses Völlegefühl vermittelt.

Wer dauernd ein Organ zu Zeiten belastet, in welchen es sich eigentlich in der Ruhephase befinden sollte, braucht sich nicht zu wundern, wenn über kurz oder lang eine Sicherung durchbrennt und der Magen revoltiert.

Jedes Organ hat seine schwachen und starken Zeiten, also seine Leistungsphasen und die notwendigen Ruhepausen. Selbst das in Dauerbewegung arbeitende Herz hat nach jeder Kontraktion eine Phase der Erschlaffung, quasi der Erholung. Die Leber produziert ein Drittel der Körperwärme im menschlichen Organismus. Dies ist ein Grund, warum man während der Stunden vor Sonnenaufgang am meisten kälteempfindlich reagiert. Die Leber hat zu dieser Zeit ihre Ruhepause, und die Muskeln und das Herz müssen die »Heizung« alleine befeuern. Niemand, es sei denn, er ist bereits hoffnungslos alkoholkrank, würde am frühen Morgen ein Glas Whisky trinken. Wer glaubt, der leere Magen wäre dafür verantwortlich, daß man diese Prozedur nicht gut übersteht, der soll mal einen Tag lang fasten und gegen 17 Uhr ein Gläschen trinken. Sicher wird er es nicht so gut vertragen wie nach einem eingelegten Aal, aber es wird ihm normalerweise nicht übel davon. Ganz anders eben am Morgen, wenn die Leber ihre Erholungspause macht. Zu dieser Zeit nimmt sie sich alles sehr zu Herzen, ist auch für die Therapie am empfänglichsten, weshalb die alten Naturärzte Leberkuren immer morgens durchführten.

Wenn man schon unbedingt spätabends essen muß, dann empfiehlt es sich, leichtverdauliche Speisen zu sich zu nehmen.

Daß es zwar zweck- aber hoffentlich nicht sinnlos ist, vor einem Zuviel an Alkohol am Abend zu warnen, ist mir klar. Halten wir uns an die polizeilich vorgeschriebene Promillegrenze, dann sind wir fahrtüchtig, und die Leber hat eine als real einzuschätzende Chance, den ihr zugeführten Alkohol auch abzubauen und ihn nicht über Nacht aufbewahren zu müssen, denn sonst käme der

»hangover«, wie man in England so schön sagt. Es ist tatsächlich eine Art Überhang vom Vortag, den dann die Leber während ihrer empfindlichen Ruhepause am Morgen nur schwer abbauen kann. Womit wir beim Anfang wären – nichts vom Vortag mit herübernehmen, den Tag als etwas Neues anzufangen hat nicht nur enzymatisch, sondern ganzheitlich gesehen seine Vorteile.

Wichtig

- Das Frühstück ist die wichtigste Mahlzeit des Tages und soll reich an wertvoller Nahrung und Flüssigkeit sein.
- Keine Hetze während des Essens. Nach den Mahlzeiten, sind sie tatsächlich größer, Bewegung oder Ruhe. Niemals nach dem Essen schlafen.
- Lieber mehrere kleine Mahlzeiten über den Tag verteilt anstatt der großen, schwerverdaulichen Mittags- oder Abendmenüs.
- Unmittelbar vor dem Schlafen sollte gar nichts mehr gegessen werden.
- »Avoid hangovers, stay drunk!«, bzw. nicht zuviel Alkohol, auch nicht abends, die Leber wird noch am Morgen davon schwer gebeutelt.
- Beginne den Tag als etwas Neues, keine Lasten vom Gestern ins Heute mit hineinnehmen.

Ein Wort zur Selbstmedikation

». . . zu Risiken und Nebenwirkungen fragen Sie Ihren Arzt oder Apotheker!«

Nachdem es absehbar wird, daß die Werbeagenturen bald auf ihr wohl lukrativstes Geschäft, die Tabakreklame, verzichten müssen – ihr glauben offensichtlich wesentlich mehr Menschen als den kleingedruckten Warnungen des Bundesgesundheitsministeriums –, haben sich die Strategen der Agenturen aufgemacht, neue Märkte zu erschließen. Warum nicht einmal etwas für die Gesundheit tun, statt zum Verbrauch vor Alkohol und Nikotin zu animieren?

Zunächst scheint dies ja ein ehrenwertes Motiv zu sein. Nur fragt man sich besorgt, in welche Hände da Verantwortung gelegt wird.

Wer je in seinem Leben in einer Arztpraxis gearbeitet hat, kann ein Lied singen von den Anrufen bezüglich Verschreibungen, die vom Arzt unter Einbeziehung aller eventuell auftretenden Risiken und Nebenwirkungen getätigt wurden.

Würde man diese Praktiken noch erweitern, also die Praxis zum Auskunftsbüro in Sachen verschreibungsfreier Medikamente machen, ich glaube nicht, daß dies zum Segen von Patient und Arzt wäre.

Der Apotheker kann über die Zusammensetzung bestimmter Heilmittel informieren, doch kann er weder diagnostizieren noch therapieren. Wer ihn um Rat angeht, muß bereits im Besitz einer schlüssigen Diagnose sein. Die Aussage: »Ich hab's mit dem Magen« ist entschieden zu wenig.

Wie wir oben gesehen haben, ist es nicht einfach, Magenerkrankungen ad hoc zu erkennen. Das heißt, es reicht eben nicht aus, wenn der Betroffene glaubt, sein Magen würde streiken. Vor die Therapie haben die Götter die Diagnose gesetzt, sagte Hippokrates. Und eine sinnvolle Therapie kann nur stattfinden, wenn die Krankheit, an der der Patient leidet, möglichst klar erkannt worden ist.

So sehr sich Ärzte und Heilpraktiker über selbstverantwortliche, aufgeklärte Patienten freuen, vor einer Selbstmedikation müssen sie aus guten Gründen dringend warnen. Nichts dagegen, wenn eine Frau, die »ihre Galle« mittlwerweile kennt, einer Kolik mit etwas Schöllkrauttinktur vorbeugt und somit den Arztbesuch überflüssig macht. Wenn eine einigermaßen gesicherte Diagnose vorliegt, ist gegen das selbständige und selbst zu verantwortende Einnehmen von Medikamenten nichts einzuwenden. Es sollte sich dabei jedoch um Substanzen handeln, die bereits vom Arzt oder vom Heilpraktiker verordnet worden waren und die erwiesenermaßen zur Besserung der Beschwerden beigetragen hatten. Der erste Gang bei unklaren, weil unbekannten Beschwerden soll immer zum Behandler, nicht zum Apotheker führen.

Ohne Diagnose behandelt man, wie es in Fachkreisen so schön heißt, »ex juvantibus«, d. h., ich gebe ein Mittel auf Verdacht, und wenn es hilft, war mein Verdacht gerechtfertigt und meine angenommene Diagnose richtig. Wenn es nicht hilft, muß ich entweder diagnostisch weiterführende Maßnahmen einleiten oder ich behelfe mir mit einem anderen »Verdachtsmittel«. Diese Art Therapie entwuchs den überlaufenen Praxen von Allgemeinärzten, in denen man sich mit einer eingehenden Diagnose bei geringfügig erachteten Übeln nicht aufhalten konnte.

Deshalb sollte nicht der Fehler gemacht werden, die vielgelästerte ärztliche Fünfminutensprechzeit sich selbst zu eigen zu machen, da man in der Regel wirklich nicht genau weiß, was einem fehlt.

Natürlich wird geworben mit »geringen Nebenwirkungen« und »guter Verträglichkeit« – über diese Eigenschaften verfügen auch die vom Heilpraktiker oder naturheilkundlich eingestellten Arzt verschriebenen Mittel. Mit jeder Behandlung ohne Diagnose aber wird Zeit vergeudet, Zeit, die im Extremfall lebensrettend hätte sein können. Schwerwiegende Befunde wie Geschwüre oder gar Karzinome kündigen sich nicht unbedingt mit Donnergetöse an!

Worüber sich jeder Behandler freut, sind Patienten, die auf seine Bemühungen eingehen und mit ihm zusammen erforschen, ob das Mittel, das er gerade aufgeschrieben hat, das für sie zuträglichste ist.

Der Patient kann an der Dosierung herumbasteln, denn nicht für jeden ist die Standarddosierung die beste. Manch einer ist empfindlicher und benötigt weitaus weniger Medizin als ein anderer Typus, dem sie nicht genug ist.

Der Patient kann sich sachkundig machen über sein Leiden und seine Lebensweise daraufhin orientieren, seine Ernährung in Frage stellen, an seinem Tagesrhythmus arbeiten, und er soll seine Erfahrungen mit Medikamenten für sich dokumentieren, so daß er später einmal tatsächlich weiß, was ihm bei seiner Krankheit geholfen hat.

Das eigenständige Herumprobieren nach Eigendiagnose und Werbespots im Fernsehen oder Rundfunk ist nicht zu verantworten. Die Briten haben hierfür ein treffliches Sprichwort: »The doctor who treats himself, has got a fool for his physician.« (Der Arzt, der sich selbst behandelt, hat einen Narren als Therapeuten.) Eine therapeutische Situation entsteht erst mit Hinzuziehen eines kompetenten Behandlers, ob er nun ein approbierter Arzt, Heilpraktiker oder Psychotherapeut ist, spielt dann keine Rolle.

Nirgends steht die Selbsttäuschung so deutlich Pate wie bei einer Selbstdiagnose – denn was will man alles nicht wahrhaben . . .?

Deshalb: Lassen Sie sich von der Fernsehwerbung nicht kränker machen, als Sie ohnehin schon sind, und wenn schon, dann durch Tabakqualm und Alkohol und nicht durch suggerierte Krankheiten.

Was wir gerade über die Selbstmedikation gesagt haben, soll

nicht zu dem Fehlschluß verleiten, man könne ja alles dem Arzt überlassen, der wisse schon, was zu tun sei. Selbstverständlich wird sich Ihr Behandler bei der Kurierung Ihrer Leiden große Mühe geben, aber wie schon erwähnt, er allein vermag auch nicht alles.

»Medicus curat – natura sanat«, sagt eine mittelalterliche Weisheit. Der Arzt kümmert sich um den Kranken, die Natur, das will heißen, seine Natur, also seine Konstitution und Veranlagung wird ihn heilen.

Wer von Naturheilkunde spricht, meint zwar leider auch heute noch »Heilen mit natürlichen Mitteln«, was jedoch ziemlicher Nonsens ist. Alles, was es gibt, ist »natürlich«. Man kann doch den menschlichen Erfindungsgeist, der die synthetischen Mittel ersann, nicht einfach von der »Natur« ausschließen. Nein, Naturheilkunde ist jede Methode, ob mit »natürlichen« oder »künstlichen« Mitteln, die das Ziel hat, mit den dem kranken Menschen innewohnenden Kräften und Möglichkeiten seine Leiden zu beseitigen oder zu lindern.

Die Selbstheilungskräfte der Natur (des Patienten) anfachen und sich ihrer bedienen auf dem Weg der Heilung, das ist Naturheilkunde. Das Gegenteil wäre die Form von Therapie, die den Menschen zum Schlachtfeld macht zwischen den krankmachenden Faktoren und den von außen zugeführten, speziell dagegen gerichteten Mitteln. Beispielsweise Antibiotika: Der Feind ist klar umrissen ein Bakterium, dessen Stoffwechselprodukte dem Menschen schaden können. Der Freund ist das Penicillin, das in der Lage ist, den Feind zu vernichten.

In bestimmten Situationen ist diese Vorgehensweise unerläßlich, keine Frage, aber oftmals wird übereilt mit »schwerem Geschütz« geschossen. In diesem Fall ist der Kranke den invasiven Therapien ausgeliefert und muß sehen, wie er mit den Folgen zurechtkommt. In diesen Formen von Therapie trägt der Arzt alleine die Verantwortung, der Patient kann sie, da seine aktive Mitarbeit über das Schlucken der Pillen nicht hinausreicht, auch getrost dem Arzt zuschieben.

Anders in der naturheilkundlichen Therapie. Ohne die aktive Mithilfe des Patienten vermag der Behandler sehr wenig. Er ist sogar auf die Mitarbeit, die »compliance«, wie es im neuen Medizinerdeutsch heißt, des Patienten angewiesen.
Wenn ich hier nun die naturheilkundlichen Behandlungswege bei Magenleiden aufzeige, beginne ich, trotz des Vorspanns über Selbstmedikation, mit dem Anteil, den der Leidende selbst beisteuern muß, um zu gesunden. Wir alle kennen Beispiele aus dem weiteren Bekanntenkreis, wo es vorkam, daß Menschen selbst in aussichtslosen Situationen ihre Krankheit besiegten. Allerdings nie mit Hilfe von in den Schoß gelegter Hände. Am Beginn jeder Heilung steht der feste Wille, heil zu werden, ohne ihn fällt die »Kur« (= cura) des Behandlers schwer.
Schon die Bibel macht dies deutlich, wenn Jesus jeden, der ihn um Heilung durch Handauflegen angeht, zuerst fragt: »Willst du, daß ich dich heile?«
Wenn man einen Schritt weiter geht, kommt die berühmte Antwort: »Wenn du es willst, soll es geschehen.« Zur Heilung gehört also nicht nur kämpferisch mutige Entschlossenheit, sondern auch die vertrauensvolle Hingabe, der feste eigene Wille soll sich nicht schämen, wenn er sich beizeiten dem »DEIN Wille geschehe« unterordnet. Das heißt jedoch nicht, sich dem Willen des Behandlers unterwürfig und unkritisch unterzuordnen. Mit Demut gegenüber den höheren Mächten und mit Vertrauen in sich selbst und den Behandler kann man jeder Krankheit die Stirn bieten. Doch wird es trotzdem manchmal zu Situationen kommen, in denen man dem Behandler trauen und eventuell gehorchen sollte. Es geschieht ja zum eigenen Besten!
Dorthin gehören in erster Linie die diätetischen Anweisungen. Auch wenn es nicht gern gehört wird, gerade die Einhaltung der *Diät* – lassen sie sich überraschen, was damit gemeint ist – ist der halbe oder gar dreiviertel Therapieerfolg.
Was bedeutet nun dieses vorurteilsbelastete Wort »Diät« eigentlich?
Wie so vieles Nutzbringende kommt es aus dem Griechischen,

heißt »diaita«, was zunächst »Zuteilung« bedeutet, wozu auch gut das aus dem Lateinischen stammende Fremdwort »Ration« paßt. Wie so vieles, was die Römer den Griechen abschauten, wurde auch »diaita« stark vereinfacht, so daß wir heute damit entweder stark überhöhte Gehälter von Politikern oder Einschränkungen unseres Speiseplans verstehen.
Natürlich bedeutet Diät im ursprünglichen Wortsinn nicht nur das Quantum des täglichen Lebensmittelbedarfs, was ja auch eine Ration ist, sondern dazu gehört auch die Einteilung der täglichen Zeit und die Erfüllung aller Bedürfnisse.
Wenn die Hippokratiker sich auf ihren Lehrer beriefen und diätetisch behandelten, verhielten sie sich nicht nach Brecht, wonach zuerst das Fressen und dann die Moral käme, sondern tatsächlich umgekehrt: Zuerst prüfen, was guttut, und dann danach handeln. Das an erster Stelle stehende Prüfen übernahmen die Ärzte. Sie kannten sich aus, und so sollte es auch heute sein – natürlich sollten sich auch die »Laien« gut auskennen, dann bräuchten sie weniger kostspielige Beratung. Diät umfaßt alles, was das tägliche Leben so mit sich bringt: körperliche Betätigung, Essen und Trinken, geistige Arbeit, musische Beschäftigung oder einfach nur Faulenzen. Das Wort umfaßt in sich quasi »Lebenswandel«, »Lebensweise«.
Der bekannte Medizinhistoriker Heinrich Schipperges hebt dies in seinen Schriften deutlich hervor, wenn er behauptet, »Diaita« hieße »Lebensstil, die Kunst, vernünftig zu leben«. Wie wir schon angesprochen haben, gehört zu einer vernünftigen Lebensweise eine gewisse Psychohygiene und natürlich auch eine äußerliche Hygiene, Reinhaltung gegenüber allen möglichen Einflüssen, nicht nur gegen Erreger.
Um den wichtigen Aspekt der Psychohygiene nochmals zu unterstreichen, spanne ich den Bogen der hippokratischen Diät zunächst zwischen den Polaritäten »Innen – Außen«. Nur, wenn man innerlich ruhig und gelassen sein kann, ist man in der Lage, äußerlich effektiv aktiv zu sein.

Die innere Ruhe

Zur inneren Ruhe gehört nicht unablösbar Stille und Verharren in Bewegungslosigkeit. Doch haben Übungssysteme, die mit diesen beiden Kriterien arbeiten, den Vorteil, daß sie zum Abschalten zwingen. Natürlich schaden alle hier vorgestellten Wege zur Ruhe niemandem, sie sind jedoch in erster Linie für diejenigen Magenleidenden gedacht, die sich durch ein Zuviel an Belastungen in Beruf, Familie und Freizeit die Zeit ihres Lebens von negativem Streß beherrschen lassen. Denn Streß als innere Unruhe ist ein nicht zu unterschätzender krankmachender Faktor bei psychosomatischen Magenleiden – und so sind, wie wir wissen, die meisten Fälle gelagert. Daß »Streß« nicht nur schädlich ist, will ich kurz zeigen.

Streß — Strain

Sie und Ihre Horde schleichen durch den Dschungel, auf der Suche nach jagdbarem Wild. Die Knochenspeere sind gespitzt, die schwere eichene Keule wartet auf Arbeit, es herrscht gespannte Aufmerksamkeit, jedes Knacken eines Astes wird registriert, die Augen der Jäger bohren sich ins undurchdringliche Grün des Waldes. Plötzlich überraschend, jedoch nicht direkt unerwartet, bricht ein Mähnenwolf aus dem Dickicht und fällt den vor Ihnen gehenden Hordengenossen an. Dieses Raubtier hat sich zu weit vorgewagt, es ist noch relativ jung und unerfahren, es hat nicht bemerkt, daß Sie im Rudel unterwegs sind. Anstatt auf einen wehrlosen Homo neandertaliensis zu treffen, ist es plötzlich mit

der Situation konfrontiert, mehrere Beutetiere vor sich zu haben, die sich so in Jäger verwandeln.
Blitzschnell haben Sie dies alles abgespeichert, Ihre Chancen für den Kampf mit dem Wolf ausgerechnet, und schon springen Sie vor mit Gebrüll, die Faust ist erhoben, und die Keule saust krachend auf den Schädel des gefürchteten Raubtiers, das unter der Wucht des Schlages zusammenbricht und blutspeiend verendet.
Die gespannte Aufmerksamkeit hat sich also gelohnt, zwar nicht so, wie erwartet, aber ein Wolfsschädel in der Höhle macht Eindruck auf Besucher und vertreibt die Kopfschmerzgeister, die Ihre Frau so oft plagen. Jetzt, bei näherer Betrachtung der riesigen gelben Fangzähne des Tieres, wird Ihnen erst so richtig bewußt, auf was Sie sich da eigentlich eingelassen haben. Ihr Hordengenosse bedankt sich schreckensbleich für die unverhoffte Rettung, und voller Stolz strafft sich Ihr ohnehin recht imposanter Körper noch um ein paar Zentimeter. Zu Hause, in der Höhle, fragt Sie Ihr Weib, wie denn der Tag gewesen wäre, und Sie antworten »Ganz schön stressig . . .« und legen sich aufs Bärenfell.
Der amerikanische Professor Hans Selye, der Vater der Streßforschung, kreierte diesen, mittlerweile stark überstrapazierten Begriff und führte ihn in die Sprache der Klinik und des Alltags ein. Er bezeichnet als Streß: ». . . die unspezifische Reaktion des Körpers auf irgendwelche Inanspruchnahme.« Wie jedoch sieht diese Reaktion, die stereotyp abläuft, eigentlich aus? Was ist Inanspruchnahme? Zuerst letzteres in Kürze. Streß wird mehr von psychischen als von körperlichen Faktoren ausgelöst. Anstrengung bei der Arbeit, sofern sie körperlich ist, bedeutet keinen Streß, sondern führt höchstens zu normaler Ermüdung, verschleißt natürlich auf die Dauer auch den Körper. Das sehen wir an den Arbeitern von heute, den Skeletten der mittelalterlichen Krieger und Bauern sowie der mykenischen Adligen und deren Leibeigenen. Verschleiß ist, so bedauerlicher das klingen mag, eine normale Erscheinung jeglichen Lebens. Damit muß man sich abfinden. Streß jedoch ist künstlich erzeugt und ist letztend-

lich die körperlich manifeste Antwort des Menschen auf Reize, die er nicht adäquat beantworten kann, nämlich mit emotional gefärbter körperlicher Abreaktion.
Doch was passiert im Körper, wenn wir gestreßt werden? Der Adrenalinspiegel im Blut steigt an, rascher und nachdrücklicher noch der des Noradrenalins, gleichzeitig steigt der Blutdruck, und die Pulsfrequenz nimmt zu, was zu einer gesteigerten Durchblutung von Gehirn, Herz, Lungen und der quergestreiften, also der willkürlichen Muskulatur, führt. Die Schilddrüse heizt diese Situation noch zusätzlich durch Ausschüttung von Thyroxin an, Zucker wird abgebaut, Fett entspeichert, um über die Glukoneogenese mehr Energie zur Verfügung zu haben. Psychisch tritt hier oftmals die todesmutige Entschlossenheit auf den Plan, man handelt instinktsicher, richtig und der Situation angemessen. In Bruchteilen von Sekunden wird entschieden: Flucht oder Kampf. Ist die bedrohliche Situation vorüber, kann man sich ausruhen und sich von dem »Streß« der Streßaktion erholen.
Von all diesen physiologischen Vorgängen wußte der Steinzeitjäger natürlich nichts. Er hat sich jedoch hervorragend ihrer bedient, um zu überleben. Doch hat sich unser hormonelles System seit der Jagd auf die Mammuts nicht wesentlich verändert.
Was uns bisher im »struggle for existence« von großem Nutzen war, kann sich ins Gegenteil verkehren, uns die Kehrseite der Medaille vors Gesicht halten: Nervosität, Angst, innere Unruhe und Verspannungen aller Art. Aus diesem Dauerreiz wird ein krankmachendes Agens.
Wir hocken mit angespannter Aufmerksamkeit in unseren Büros, die Krawatte schnürt uns den Hals und die Schilddrüse zu, die dadurch noch leichter reizbar wird als ohnehin schon, und plötzlich, aber nicht unerwartet, platzt ein Anruf vom Geschäftspartner aus Zürich in die Ruhe vor dem Sturm. Er meldet nur Mißerfolge, viel Geld verloren, die Konkurrenzfähigkeit auf dem Markt steht auf dem Spiel, er erbittet dringend neue Anweisungen. Die Sekretärin, noch ganz verschüchtert von Ihrem letzten

cholerischen Ausbruch, klopft zaghaft an und fragt, ob sie schon Kaffee machen solle, was Sie nun auch wieder nervt. Jetzt aber müssen Sie sich beherrschen, Sie können nicht schon wieder alles an ihr abreagieren, sie ist ja schließlich auch nur ein Mensch. Also beherrscht man sich und seine Aggressionen und haut wenigstens als Ersatzhandlung mit der Faust auf den Schreibtisch.
Das verschafft wenigstens eine gewisse Erleichterung und Entladung. Doch um den im Körper herumjagenden Streßhormonen Genüge zu tun, müßten Sie jetzt herumrennen wie ein Wilder oder zumindest jemanden direkt anschreien. Dem Partner in Zürich können Sie durchs Telefon nicht an die Gurgel gehen, und das Verprügeln von Untergebenen ist ja seit mehreren Jahren nicht mehr so gefragt. Doch um gute Sitten, gentlemen's agreements etc. kümmern sich unsere Hormone herzlich wenig, sie sind nämlich noch in der Zeit der Jäger und Sammler. Abends kommen Sie völlig entnervt und »gestreßt« nach Hause, wo Eheweib und Kinder mit ihren Problemen auf Sie warten – und auch hier kann man nicht einfach die Sau rauslassen . . .
Was übrigbleibt ist ein gewisser innerer Überdruck, der schön langsam chronisch wird und sich irgendwann aus heiterem Himmel entlädt, wie bei dem bedauernswerten Herrn von Braunmühl aus dem Psychosomatikkapitel. Der chronische Streß, auch Strain genannt, ist ein ernsthaftes Gesundheitsrisiko, das weiß nun fast jedes Kind. Doch was kann man tun, um dieses Risiko zu bannen, bzw. es zu reduzieren?

Meditation

Um die Polarität deutlicher zu machen zwischen Ruhe im Inneren und Betätigung nach außen, möchte ich mit den wirklich ruhigen Verfahren zur Gewinnung einer gewissen Ausgeglichenheit beginnen.
Was ist Meditation? Meist denkt man als erstes an asiatische kahlgeschorene Mönche, die unter dumpfem Absingen des ewig wiederkehrenden Verses »Omani padme hum« in unvorstellbar

korrekter Körperhaltung verharrend, total ichvergessen ins Leere starren.

Zu diesem Frieden der Lotosblüte gelangen wohl nur sehr wenige Exemplare der Angehörigen der westlichen Menschenrassen. Auch ich bin weit davon entfernt und damit außerstande, Sie in diese Richtung zu begleiten.

Doch Meditation kann ganz etwas anderes sein und vermitteln. Auch die mittelalterlichen Mönche Europas pflegten sie, und ihre Tradition hat sich bis heute in der christlichen Praxis bewahrt. So ist der Rosenkranz kein Herunterleiern von auswendig gelernten und deshalb inwendig unwirksamen Texten.

Er ist eine bestimmte Art von Meditation, bei der das gesprochene Wort dazu dient, die Gedanken zu verscheuchen und abzuschalten. So paradox es klingt, die Meditation unter dem Hersagen irgendwelcher Texte ist für den Anfänger wesentlich einfacher als die stumme Meditation, die den Blick nach innen wendet und auf die innere Stimme zu hören versucht. Welche dieser Praktiken einem mehr zusagt, muß man für sich entscheiden, östliche Meditation im klassisch vorgeschriebenen Lotossitz oder die Meditation über einen Text, über einen Gegenstand oder ein Bild. Hervorragend eignen sich hierfür die im Psychosomatikteil genannten Mandala-Bilder.

Das zentrale Anliegen ist, die Beschäftigung einzustellen, das Denken entweder schweifen zu lassen oder auf etwas Bestimmtes zu richten, jedoch freizuhalten von belastenden Gedanken: Dereflexion in der Konzentration. Beispielsweise löst die Meditation über einer brennenden Kerze mit der Zeit Empfindungen aus: Wohlige Wärme entsteht beim Gedanken an das wärmende Feuer, klare Einsichten formulieren sich plötzlich, wie von allein, durch die Vorstellung der Flamme als erleuchtendes Feuer des geistigen Prinzips in uns. Man fühlt sich auf einmal nicht mehr einsam, sondern geborgen im Feuer der Weltseele.

Durch einen bestimmten Rhythmus in der Meditationspraxis kommt man schön langsam immer tiefer in die Konzentration, ist nicht mehr so angestrengt und verkrampft wie zu Beginn, ist nicht mehr darauf versessen, es »gutzumachen«, sondern läßt zu, daß etwas geschieht. Einmal geht es besser, einmal nicht so sehr, und mit der Zeit löst man sich von der Hektik und findet wirklich Entspannung und Ruhe.

Autogenes Training

Ein weiterer, gut gangbarer Weg zum inneren Frieden ist das autogene Training nach J. H. Schultz. Diese in den zwanziger Jahren entwickelte Technik hat Entspannung und Selbstzentrierung zum Ziel. Die Methode arbeitet prophylaktisch, hat jedoch auch in akuten Phasen bei Ängsten und innerer Unruhe gute Erfolge aufzuweisen. Mit Prophylaxe ist in erster Linie daran gedacht, daß der Übende in der Lage ist, durch seine ausgeglichene Grundstimmung und Gelassenheit den Dingen gegenüber das Leben zu meistern, indem er Probleme als solche erkennt und adäquat behandelt, eingebildete Probleme von den wahren Schwierigkeiten zu trennen lernt und sich von ihnen nicht mehr verängstigen läßt. Man kann diese Technik sicher auch allein lernen, doch führt ein Kurs in der Gruppe rascher zum Ziel.
Die gesetzlichen Krankenkassen bezuschussen den Besuch solcher Kurse, weil sie erkannt haben, daß ausgeglichene Menschen nicht so häufig den Arzt aufsuchen müssen und somit kostengünstigere Mitglieder sind. Die Volkshochschulen haben pro Semester meist mehrere Kurse laufen: melden Sie sich rechtzeitig an, die Nachfrage ist wirklich enorm!
In den Übungsstunden lernt man, wie man sich bewußt entspannt, lernt loszulassen, Ruhe, Stille, Wärme und Schwere zu verspüren und mit der Zeit auch zu genießen. Nirgends macht man so hautnah wie hier die Erfahrung, daß Lebendigkeit nicht an Bewegung und Tun gekoppelt ist, sondern genauso im bloßen Spüren schwingt. Es ist traurig genug, daß die meisten Menschen heute erst mühsam lernen müssen, sich in ihrem Körper wohlzufühlen und ihn zu lieben; das autogene Training ermöglicht den

Zugang dazu. Über die Einzelheiten des Programms kann ich mich hier nicht auslassen, ich will Sie nur darauf aufmerksam machen, daß es wohl der beste Weg zur inneren Ruhe ist, der in unserer hektischen Welt von heute gegangen werden kann.
Innere Ruhe ist nicht unbedingt mit Unbeweglichkeit verbunden, Sie können auch den Weg des Tai Chi der Chinesen oder eine der vielen indischen Yoga-Disziplinen wählen. Beides führt genauso zu einer zentralen Entspannung, beruhigt das Vegetativum und baut somit Streß ab. Dies wirkt sich nicht nur momentan aus, sondern führt langfristig zu einer ausgeglicheneren Lebenseinstellung und Grundhaltung den Problemen des Alltags gegenüber. Übrigens: Nehmen Sie nicht alles so tierisch ernst. Wir Menschen haben neben Flucht und Kampf eine dritte Möglichkeit, der Welt die Zähne zu zeigen: Lachen. Die Gnade des Humors ist nicht allen gegeben, doch läßt sich sogar das lernen: Ungehemmt und lauthals lachen, wenn Dinge oder auch Personen in ihrer bemühten Seriosität eben als das wirken, was sie wirklich sind: Popanze! Amüsieren Sie sich über ein (inneres) Bild des Chefs ohne Hosen und Toupet, und er hat an Gefährlichkeit schon viel verloren. Zumindest wird er nicht mehr in der Lage sein, Ihnen ein Magengeschwür anzustressen!

Kreatives Gestalten

Aus dem Meditieren über Texten, Bildern oder Formen kann man weitergehen zur eigenen kreativen Gestaltung mit diesen »Urmaterialien«, genauso wie meditatives Hören sich in eigenständiges Musizieren umwandeln läßt.
Man weiß, daß allein durch das Anhören von Musik die Salzsäurekonzentration im Magen reduziert wird. Allerdings kommt es dabei auf die Auswahl der Musik an, die man trifft: Unabhängig von der momentan sehr im Schwange befindlichen Meditationsmusik, die von Hause aus beruhigend wirken und den Einstieg in meditative Praktiken erleichtern soll, ist für die Säurereduktion

und die Entspannung klassische Musik zu bevorzugen, wie überhaupt eher melodiebetonte Stilrichtungen der rhythmusorientierten Musik vorgezogen werden sollten, da sie entspannender wirken.

Durch die bildhafte Darstellung im Umgang mit Farben oder die formende durch Ton oder verwandte Knetmaterialien kann man, ohne exhibitionistisch werden zu müssen, seine ureigensten Probleme zum Ausdruck bringen. Es verhält sich bei diesen kreativen Möglichkeiten der Problemverarbeitung um einen ähnlichen Vorgang wie bei der aktiven Imagination: Das Durchleben, das Machen allein schon, bewirkt eine langsame Loslösung von innen her.

Im Endeffekt kann man sich von jeder Muse küssen lassen, es bringt immer eine positive Veränderung ins Leben, wenn man es wagt, kreativ und schöpferisch tätig zu werden.

Eine Studie aus dem texanischen Dallas aus jüngster Zeit ergab, daß Menschen, die seelische Probleme hatten und mit niemandem darüber sprechen konnten, sobald sie angehalten wurden, sich ihren Kummer von der Seele zu schreiben, also zu verbalisieren, ohne daß ihnen jemand bewußt zuhörte oder später die Texte las, sich besser fühlten und psychisch gesundeten. Objektiv ließ sich dies an einer Veränderung des Schriftbildes nachweisen.

Das sind hier natürlich nur ein paar Beispiele aus dem riesigen Schatz menschlicher Kreativitätsäußerungen. Der Phantasie zur Verwirklichung Ihrer schöpferischen Vorstellungen sind keine Grenzen gesetzt. Jedenfalls sollte man in sich hineinhorchen, welche Muse sich am deutlichsten vernehmen läßt und auf sie hören! Denn eine Brache auf dem Musenfeld ist nicht nur keine Zier, sondern Zeichen echter Verarmung!

Wie man sich durch die Ruhe im Inneren Seelenfrieden verschaffen kann, so ist dies auch mit realer äußerer Betätigung möglich. Nichtstun, Langeweile streßt, Holzhacken kann, obwohl anstrengend, befreiend wirken. Körperliche Anstrengung mit Streß gleichzusetzen, ist ein grober Irrtum. Im Gegenteil: Durch körperliche Betätigung wird Streß abgebaut.

Sport für Magenkranke

Zur Diät im klassischen Sinne des Hippokrates und seiner Schule von Kos gehört nicht nur eine ausgewogene Ernährung. Diät umfaßt den gesamten Tagesablauf und dessen Regelung. Sie ist eigentlich die Lehre von der Lebensführung. Hippokrates hielt viel von körperlicher Ertüchtigung bei melancholisch Verstimmten. Wie wir weiter oben gesehen haben, ist die depressive Veranlagung, die man in der Antike als eine Verschiebung der Körpersäfteharmonie zugunsten der schwarzen Galle (der melaina cholé) deutete, typisch für Magenkranke. Natürlich ist auch einmal ein Choleriker darunter, doch bewegt sich der im Gegensatz zum Depressiven lieber und kann bei den folgenden Zeilen innerlich abschalten oder sich sagen, »genauso ist es, ich hab's ja immer schon gesagt!«

Wie wir gesehen haben, muß der Geschwürsgefährdete lernen, sich zu behaupten, braucht mehr Bestätigung seiner eigenen Fähigkeiten und muß lernen, Konflikte zu bestehen – nicht ihnen aus dem Weg zu gehen. Sein Selbstvertrauen muß aufgebaut werden.

Dazu ist Sport der rechte Weg. Gut, es gibt Meinungen wie »Sport ist Mord, Breitensport ist Massenmord.« Mit der lakonischen Anweisung, die die Ärzte gern geben: »Sie brauchen mehr Bewegung«, ist es meines Erachtens nicht getan.

Bewegung soll Freude machen. Der verordnete Spaziergang mit dem Dackel dreimal um den Block ist nur lästig und wird gegebenenfalls mit einer Zigarettenpause gestreckt. Nein, eine sinnvolle Beschäftigung mit dem Körper in der Freizeit, die Spaß macht

und Erfolgserlebnisse verschafft, bietet das breite Angebot von Möglichkeiten, Sport zu treiben.
Sport ist ein weitgefaßter Begriff, ich bitte hier inständig Tai-Chi-Meister um Vergebung, daß ich die hohe Kunst der Meditation in Bewegung als »Sport« bezeichne. Ansatzpunkt ist die Verbindung von Bewegung und Meditation, wie sie im Tai Chi, einer chinesischen Kampfsportart aus dem Kung-Fu-Bereich zum Tragen kommt. Sie beruhigt das aufgewühlte Vegetativum, fördert die Körperbeherrschung, erhält die Gelenkigkeit und Beweglichkeit und ist in fast jedem Alter noch praktizierbar. Die Chinesen verrichten ihre Tai-Chi-Übungen bis ins hohe Alter an der frischen Luft. Die Bewegungen, die sehr langsam verlaufen, fordern Konzentration und Geschicklichkeit, wenig Kraft. Diese Übungen sind vor allem für Patienten wichtig, die an inneren Spannungszuständen leiden, die den exogenen Streß in sich hineinfressen. Wichtig ist auch, seine Aggressionen zuzulassen, ohne dabei jemandem direkten Schaden zufügen zu müssen. Deshalb sind Kampfsportarten aller Art wie Karate, Judo etc. anzuraten (aber eher nicht für fortgeschrittenere Altersklassen).
Wer die Auseinandersetzung nicht so hautnah und dramatisch haben kann oder will, der sollte sich eine Sportart aussuchen, in der er den Gegner zwar direkt angreifen kann, dabei aber ein Medium dazwischengeschaltet ist. Fechten z. B. kann man auch bis in höheres Alter noch praktizieren: Der über 60jährige Philosoph Arthur Schopenhauer begann sein Tagespensum an Bewegung, das er sich verordnet hatte, um fit zu bleiben, mit Fechtübungen. Aber auch Tischtennis, Tennis oder Squash sind dienlich, die Aggression auf andere abzuwälzen statt auf die eigene Magenschleimhaut. Auf diese Weise wird zumindest in sublimierter Form gekämpft, werden Aggressionen abgebaut, wird ein Konflikt nicht gemieden, sondern durchgestanden – ohne die frustrierenden Erfahrungen im Alltagsleben. Auch Bogenschießen kann empfohlen werden. Die Entspannung in der Anspannung zu erlernen, ist gewinnbringend für die seelische Ausgeglichenheit wie für den Körperbau.

Es sollten Sportarten bevorzugt werden, in denen man sich als »Einzelkämpfer« bewähren kann.
Alleine für sich stehen, die Verantwortung tragen – aber nur für sich, nicht für irgendwelche Teamgefährten – sich behaupten können, das alles fördert das Selbstvertrauen. Die Anerkennung muß von innen heraus erfolgen, es hilft wenig, wenn die Teamkameraden lobend die Schultern klopfen, und innere Unzufriedenheit herrscht vor. Der Sport dient in diesem therapeutisch induzierten Fall der Stärkung des eigenen Selbstwertgefühls, nicht der positiven Bespiegelung von außen, die man ja ohnehin meist schon im Beruf hat und zur weiteren Überforderung führt. Diesem Schema gilt es, sich zu entziehen. Übungshalber ist der Sport ein Weg dazu. Man sollte sich also nie von einer Gruppe wieder etwas aufhalsen lassen, sondern den Sport ausschließlich als Privatvergnügen betrachten, das nicht wieder in Leistungsdruck ausarten soll. Der »Spaß an der Freude«, wie man in Bayern sagt, sollte unbedingt Priorität genießen!
Wer nach der Hektik des Alltags eher die Stille sucht, sollte schwimmen, joggen (nicht auf den Teerstraßen und Betonpisten der Städte, entlang der stark befahrenen Straßen, wie man es leider allzuhäufig sieht; das schadet alles mehr als es nützt!) und im Winter Skilanglauf betreiben. Natürlich können hier nur Anregungen gegeben werden, die Auswahl liegt bei Ihnen.
Um was es hier speziell ging, war zu zeigen, welche Sportarten den spezifischen Problemen, die Magenpatienten belasten, gerecht werden. Übrigens: Jede Art von Bewegung an frischer Luft wirkt letztendlich entsäuernd.

Sauna

Gerade im Anschluß an sportliche Aktivität bietet sich ein Besuch in der Sauna oder im Dampfbad an. Beides fördert den Kreislauf sowie das Immunsystem und hat auch mittels der Ableitung durch das als Ausscheidungssystem gern unterschätzte Organ Haut eine zusätzliche entsäuernde Wirkung.

Naturheilkundliche Therapie

Es gibt diverse Möglichkeiten, mit Hilfe naturheilkundlicher Behandlungsmethoden Magenleiden zu Leibe zu rücken. Gleich vorweg möchte ich betonen, daß ich Heilpraktiker bin und deshalb jene Behandlungswege beschreibe, die ich gegebenenfalls selbst anwende. Meiner Ansicht nach kann die Naturheilkunde bei Gastritiden, gutartigen Geschwüren und vor allem bei nervös bedingten Magenleiden mit der Schulmedizin durchaus konkurrieren, das heißt, daß sich bei der Überlegung, wohin man sich um therapeutischen Rat wenden soll, bei obengenannten Beschwerden, auch der Heilpraktiker anbietet. Wie ich bereits deutlich gemacht habe, sind die Magenblutung, das bösartige Geschwür, also Krebs, und ein akuter Durchbruch eines gutartigen Geschwürs dringende Notfälle, die, abgesehen vom Karzinom, sofort behandelt werden müssen, und zwar vom Notarzt. Ich halte es nicht für sinnvoll, beim akuten Magen oder einer Magenblutung den Heilpraktiker-Notdienst, sofern überhaupt vorhanden, zu konsultieren!

Reflexzonentherapie

Inzwischen ist die Fußreflexzonentherapie nach Hanne Marquart sehr populär geworden und erfreut sich reger Nachfrage in den Praxen vieler Behandler.

Wir haben damit ein potentes Mittel zur Verfügung, gleichzeitig Diagnose und Therapie ausüben zu können. Die Reflexzonen

am menschlichen Fuß spiegeln die Organe in ihrer Gesamtheit und ihrer Verbindung untereinander wieder. Dabei kommt nicht nur der Fußsohle, sondern auch dem Fußrücken Bedeutung zu. Zur Behandlung reizt man die Zonen mit einem kräftigen, durchaus nicht schmerzfreien Druck auf die empfindliche Stelle, die man vorher diagnostisch ermittelt hat. Dies geschieht durch langsames Abtasten aller Zonen mit dem Daumen unter einem gewissen Druck. Ist eine Stelle besonders empfindlich, kann man davon ausgehen, daß sie pathologische Prozesse widerspiegelt, das betreffende Organ also krank im weitesten Sinne ist.
Die nachfolgende Reizung mit Druck oder auch Wärme, mit Hilfe von Moxa-Zigarren aus der chinesischen Medizin, hat therapeutischen Wert. Nach einigen Behandlungen sinkt die Schmerzbereitschaft, das reflektorisch erreichte Organ erfährt einen positiv regulativen Reiz und findet in seine durch die Krankheit vorher gestörte Harmonie zurück.
Natürlich kann man damit kein Karzinom beseitigen. Vor allem nervös bedingte Magenleiden, ohne manifesten klinischen Befund, sprechen aber gut auf diese Form von Therapie an. Der Therapeut wird hier zusätzlich zu den betroffenen Organzonen auch den Ausgleichspunkt für den den Magen nervlich steuernden Solarplexus behandeln.
Diese Behandlungsmethode eignet sich übrigens nach eingehender Instruktion durch einen erfahrenen Therapeuten auch durchaus zur Selbstbehandlung durch Familienangehörige!
In meiner Praxis habe ich auch bei der Behandlung unter Zuhilfenahme von Moxastangen gute Erfolge gesehen. Die gezielt applizierte Wärme an die Reflexzonen löst, unter anderem ganz brauchbar, Krämpfe und beruhigt den Solarplexus noch besser als der Druck mit dem Daumen.
Außer den Füßen stehen uns jedoch vor allem die Headschen Zonen für reflexorientierte Therapien zur Verfügung. Man setzt auch hier einen Reiz auf der Haut oder, mittels einer Injektion, knapp darunter, der reflektorisch über den sogenannten Cutiviszeralen Reflex das geschädigte Organ erreicht und ihm hei-

lende Einflüsse zukommen läßt. Man kann sich hier der verschiedensten Therapieformen bedienen, die ich hier nur kurz erwähnen möchte. Näher darauf einzugehen halte ich hier nicht für sinnvoll, da diese Methoden für den Eigengebrauch nicht geeignet sind.

Man kann auch mit Schröpfgläsern, entweder »blutig« oder »trocken«, Reize setzen: Will man beispielsweise eine echte Gastritis, also eine Entzündung, bei der ja immer ein Zuviel an Blut durch die Behinderung des Abflusses am geschädigten Organ vorliegt, reflektorisch behandeln, eignet sich das blutige Schröpfen. Das entzündete Areal wird entstaut, die Durchblutung verbessert und das »Schlachtfeld« gesäubert. Einen weitertragenden Effekt haben Blutegel, die angesetzt werden. Sie fördern die Fließfähigkeit des Blutes allgemein und verbessern somit die Gesamtdurchblutung.

In die Reflexzonen kann man auch Injektionen verabreichen: Entweder nur in die obere Hautschicht, das heißt, die Injektionsflüssigkeit wird zwischen der ersten und zweiten Hautschicht appliziert, wobei eine Quaddel entsteht, die entfernt an einen Insektenstich erinnert. Diese Injektionstechnik ist vor allem an den Zonen auf dem Rücken wenig schmerzhaft, kann also auch zarter besaiteten Kandidaten verabreicht werden. Die Injektion dieser Art an den Bauchpunkten ist etwas unangenehmer.

Die zweite Möglichkeit besteht in Gestalt der subkutanen Injektion. Die Wirkstoffe werden dabei völlig unter alle drei Hautschichten direkt ins Bindegewebe injiziert.

Des weiteren gibt es die sogenannten Maximalpunkte, jene Stellen am Körper, an welchen sich die Schwäche eines Organes per Schmerzsignal am deutlichsten manifestiert.

Nicht alle Maximalpunkte liegen innerhalb der Reflexzonen! Wir haben dieses Phänomen bereits im Kapitel über Schmerzen angesprochen, doch will ich zur Verdeutlichung sie nochmals anführen.

Beim Magen wird der Unterrand des Brustkorbes vor allem linksseitig bevorzugt, tritt das Duodenum noch hinzu, imponiert

auch die rechte Seite. Die Zonen am Rücken können vom Fachmann auch mit Hilfe der Bindegewebsmassage angegangen werden.
Wir sehen also, daß sich allein auf reflektorischem Weg schon einige umstimmende Reize auf den kranken oder gestreßten Magen setzen lassen. Es kann auf diese Weise viel in Richtung Heilung getan werden.
Es besteht übrigens auch eine Beziehung zwischen den einzelnen Organen und der Wirbelsäule, da die sie innervierenden Nerven zum Teil aus der Wirbelsäule austreten bzw. mit diesen Nerven kommunizieren. Eine chiropraktische Reponierung der dem Magen zugeordneten Wirbel hat auch eine positive Wirkung auf denselben. Es kommen hier die Brustwirbel VI bis IX in Betracht.
Neu ist eine Methode, die vor kurzem in den USA entwickelt wurde, die Kinesiologie. Das Wort hat mit dem Volk der Mitte nur den Klang gemein, es stammt aus dem Griechischen, wo »kinein« »sich bewegen« bedeutet.
Mit Hilfe von Muskeltests kann man Schwächen eines Organs aufspüren und, indem man den schwachen Muskel trainiert, reflektorisch das schwache Organ stärken.
Diese Methode erfreut sich mitlerweile auch bei uns großer Beliebtheit, weil man auch hier Diagnose und Therapie in einem durchführen kann. Vor allem in Verbindung mit Homöopathie wird von guten Erfolgen berichtet.

Neuraltherapie

Diese Therapie, durch den Arzt Ferdinand Huneke entdeckt und entwickelt, beruht auch auf einem reflektorischen Prinzip, ist jedoch nicht unbedingt reflexzonengebunden. Es können auch weit vom geschädigten Organ entfernt sitzende Störfelder sein, die mit Hilfe der Neuraltherapie entstört werden.
Als Störfelder kommen Herde, chronische Entzündungen, aber auch schlecht verheilte Narben in Betracht. Zusätzlich versteht

sich die Neuraltherapie als den Nerven (Neuron) direkt infiltrierende Injektion. Im Falle des Magens kommt natürlich dem Solarplexus große Bedeutung zu.
Jeder nervlich gestreßte Magenkranke hat mit dem Solarplexus Schwierigkeiten. Eine neuraltherapeutische Injektion, direkt an das Geflecht dieses Nervs appliziert, löst die Verkrampfung und führt zu einem vegetativen Ausgleich. Diese Therapie unterstützt aufs beste das autogene Training.
Welche Therapie bei welcher Indikation indiziert ist, möchte ich hier nicht ausbreiten. Klar ist, daß bei nervlich induzierten Magenleiden durch die Reflextherapien des Fußes wie der Headschen Zonen oder durch Neuraltherapie gut geholfen werden kann.
Daß bei einer Gastritis mit zuviel Magensäure, Entzündungszeichen, Hyperaemie usw. anders therapiert werden muß als bei einer degenerativen Gastritis mit Schleimhauterosion und Rückgang der Säure- und Saftproduktion, braucht uns hier nicht zu interessieren.
Daß vor allem die Neuraltherapie des Solarplexus beim Geschwür sinnvoll ist, versteht sich von selbst, da die Autoregulation der Magensäureproduktion nicht nur durch Reize, die auf die Schleimhaut ausgeübt werden – wie mit den pflanzlichen Mitteln und Mineralien versucht wird –, sondern eben auch mit Hilfe neuronaler Reize bewirkt wird, so daß viel Terrain gegen das Vordringen des Geschwürs gewonnen wird.

Phytotherapie, die Pflanzenheilkunde

Gegen alles ist ein Kraut gewachsen, sagten die Alten. Manch einer empfindet sich als »Unkraut, das nicht vergeht«, und trotzt allen Lebenskrisen bis ins hohe Alter relativ unbeschadet.
Paracelsus sah im Magen den »Inneren Alchemisten«, denjenigen also, der mit allen Giften, fertigwerden mußte, da jedes Ding in Hinsicht auf sich selbst vollkommen ist, nur in Hinblick auf anderes relativ ist, also Gift wie Gutes bedeuten kann. Wie gelagert die Qualität ist, wird erst durch Konfrontation deutlich. Sie führt zum Unterscheiden zwischen Zu- und Abträglichem. Dieses Unterscheiden vollzieht, nach Paracelsus, der Leib im Magen als dem »Inneren Alchemisten«.
Der »Alchemist« Magen unterscheidet zunächst, wandelt dann um und »ordiniert«, ordnet ein, baut ein. Wir haben hier, mit den Worten des 16. Jh. beschrieben, den Verdauungsvorgang bzw. auch die Immunisierung vor uns ausgebreitet.
Was dem Menschen nicht eigen ist, muß ihm ähnlich gemacht, assimiliert werden, was fremd ist, wird abgestoßen.
In diesem Einbauen und Unterscheiden materieller Einflüsse und Gegebenheiten befindet sich der Mensch im Bereich des physischen, Paracelsus nennt dies das *Ens veneni*, also die Ebene der Gifte. Alles Fremde wird zunächst als Gift aufgefaßt, erst die Umwandlung macht aus dem Gift ein Nahrungsmittel oder gar ein Heilmittel.
Die nächsthöhere Ebene wäre das *Ens spirituale*. In ihr kommt die gesamte Psychosomatik zum Tragen. Entgegen dem Wortsinn (Spiritus – Geist) ist bei Paracelsus hiermit die Seele gemeint,

der Geist wäre erst das *Ens Dei*, die Übereinstimmung mit dem göttlichen Willen.
Wenn das Ens spirituale erkrankt ist, ist es sinnlos, so der Alchemist und Arzt, den Leib kurieren zu wollen, er kann dann nur über die Seele kuriert werden. Das Ens spirituale ist die innere Welt des Menschen, die der äußeren Welt und ihren Wirkungen übergeordnet wird.
Wie auf diesen Ebenen vorgegangen werden kann, haben wir im Kapitel »Alles psychisch?« ausführlich vorgestellt, hier interessiert uns mehr die körperliche Ebene, der mit Hilfe pflanzlicher Mittel aus dem Reich des Ens veneni beizukommen ist.
Daß Sie bei einer akuten Gastritis mit *Kamillentee* eine Rollkur machen und diesen Tee auch gegen die akuten Beschwerden trinken können, haben wir ja schon besprochen.
Ist jedoch die Symptomatik mehr von krampfartigen Schmerzen dominiert, kann man die Kamille zur Hälfte durch Pfefferminze ersetzen.
Pfefferminze ist die Hauptdroge bei Magenbeschwerden, die eigentlich durch die Galle ausgelöst werden. Grundsätzlich sollte man nicht nur eine einzelne Droge zu verwenden. Eine Teemischung deckt immer mehrere Komponenten ab, und es kann beim Tee sehr individuell rezeptiert werden.
In Kürze seien hier einige Tees aufgeführt, die sich bei Magenbeschwerden verschiedenster Art bewährt haben.

Ist die *akute Gastritis begleitet von akuten Darmsymptomen*, wie Durchfall oder Schleimbeimengung im Stuhl, wenn also eine akute Enteritis vorliegt, empfehle ich eine Mischung aus

20 g Fieberklee
30 g Schafgarbe
20 g Pfefferminze
30 g Angelikawurzel

Diese Teemischung muß ca. eine Viertelstunde ziehen, sonst werden die wirksamen Bestandteile nicht gelöst. 3–4 Tassen über den Tag verteilt trinken.

Liegt eine *»Erkältung« des Magens* vor, d. h., wenn die Symptome nach kalten Getränken oder Kälteeinwirkung auftreten, der Naturheilkundige spricht hier vom »kalten Magen«, was auf ein Minus in der Durchblutung des Organs hinweist und meist von einer generellen Kreislaufschwäche begleitet ist, soll zu erwärmenden Pflanzen, zusätzlich zu den Spezifika, gegriffen werden:

Fenchelfrüchte
Calmuswurzel
Kamilleblüten
Gänsefingerkraut
Pfefferminze
} zu gleichen Teilen

5 bis 7 Min. ziehen lassen
Von diesem Tee sollen vier bis fünf Tassen über den Tag verteilt schluckweise getrunken werden.
Wenn bei Kräutertees von »Tasse« die Rede ist, handelt es sich dabei jedoch nicht um zierliche Teetassen, sondern eher um kübelartige Flüssigkeitsbehältnisse, die ca. 1/4 Liter fassen oder mehr.

Beim *nervösen Magen* empfiehlt sich folgende Mischung:

Schafgarbenkraut
Kamillenblüten
Angelicawurzel (Engelswurz)
Melissenblätter
Ringelblumenblüten
Johanniskraut
Kalmuswurzel
} zu gleichen Teilen

drei bis vier Tassen täglich über den Tag verteilt trinken.

Ein guter Frühstückstee für *Magenempfindliche:*

10 g Kornblumenblüten
10 g Rosenblätter
10 g Katzenpfötchenblüten
20 g Schafgarbenkraut

30 g Süßholz
20 g Fenchelfrüchte
1 Tl. pro Tasse, 10 Min. ziehen lassen. Morgens zum Frühstück eine bis zwei Tassen mit Honig gesüßt.

Wenn man einen *chronisch übersäuerten Magen* hat, mit zeitweiligem saurem Aufstoßen, Magengrimmen und Sodbrennen:
20 g Gänsefingerkraut
30 g Eibischwurzel
100 g Kamillenblüten
Der Tee wirkt ausgleichend auf die Säure. 1 Tl. Pro Tasse. 10 Min. ziehen. 2–3 Tassen tgl.

Ist der Magen *säurearm*, hat also die chronisch atrophische Gastritis sich ausgebreitet, muß mit Bitterstoffen behandelt werden, was über den berühmten Magenbitter nach dem Essen hinausgehen sollte.
Jedes *Bittermittel* aktiviert im übrigen auch die Leber/Galle sowie die Bauchspeicheldrüse. Außerdem hat es eine positive Wirkung auf den Kreislauf, der beim schwach besafteten Menschen gerne in den Keller rutscht.
Bei den Bittermitteln eignet sich der Medizinalwein als Basis besser als ein Tee, weil letzterer schlichtweg schaurig schmeckt bzw. nur mit größtem Widerwillen eingenommen wird. Als Basis eignen sich Südweine wie der »Samos« oder »Chios«.

Als Generaltonicum, quasi quinta essentia bei Unterversorgung mit Verdauungssäften empfieht sich folgende Zubereitung:
Condurangowein
Chinawein
Absinthwein
zusammengemischt auf einen ¾ Liter.
¼ Stunde vor dem Essen ein Likörglas voll getrunken schenkt dieser Wein Appetit, eine gute Verdauung und weckt die schlafenden Lebensgeister. Vielleicht sogar besser als das Hausmittel

einer alten Bäuerin, die mich vor kurzem konsultierte: Gegen die dauernde Müdigkeit (eigentlich Symptom ihres nichterkannten Diabetes) und den niedrigen Blutdruck kaute sie den ganzen Tag über an einer Kaffeebohne ...
Die Hildegardmediziner verordnen zur allgemeinen Tonisierung vor allem die Galgantwurzel, die sicher gut wirkt, jedoch indonesische Geschmacksnerven voraussetzt.
Ansonsten kann man sich auch der Tinctura amara nach Deutschem Arzneimittelbuch« (DAB) bedienen. Hier ist alles enthalten, was bitter ist und eine positive Wirkung auf die Verdauungsdrüsen hat.

Liste bitterstoffhaltiger Pflanzen:

Gelber Enzian	Tausendgüldenkraut
Absinth (Wermut)	Chinarinde
Angelica (Engelswurz)	Abrotanum
Imperatoria (Meisterwurz)	Quassie
Angostura	Cinnamomum (Ceylonzimt)

Diese Liste ließe sich natürlich beliebig lange fortsetzen.

Ein Wort zur Krebstherapie

Niemand käme auf die Idee, einem von Magenkrebs befallenen Menschen eine Operation abzuraten, um statt dessen eine naturheilkundliche Therapie anzufangen. Auf die klinische Vorgehensweise kann ich hier nicht eingehen. Lediglich ein Kritikpunkt an der Schulmedizin sei hier erlaubt: Die Nachsorge bei den Tumorpatienten läßt in der Regel zu wünschen übrig. Man gibt sich mit Statistiken zufrieden und läßt dementsprechend den Zufall walten.
Es ist das unschätzbare Verdienst der anthroposophischen Ärzteschaft, die, nach den Regeln von Rudolf Steiner, eine völlig an-

dersgeartete Medizin betreiben, daß sie die Wirksamkeit der Mistel für den medizinischen Gebrauch entdeckten. Man machte Erfahrungen mit Injektionen unter die Haut, die starke Reize auf das Immunsystem auslösen und so die Zellen stimulieren, eventuell nachwachsende Tumoren bereits im Frühstadium anzugreifen und aufzufressen. Begleitend eingesetzt hat sie auch den Effekt, daß Strahlen- oder Chemotherapie von den Patienten besser vertragen werden. Als Langzeitbehandlung nach der Operation hilft sie, das Wiederkehren der Tumoren oder deren Ausweitung auf andere Organe zu verhindern.
Allerdings bedarf es eines gewissen Geschicks seitens des Behandlers, die Mistel richtig einzusetzen, da die Frage der Verwendung welcher Mistelart bei welchem Krebs und vor allem die der Dosierung, weitgehend individuell gehandhabt werden muß. Hat man die rechte Dosierung herausgefunden, kann man sich auch vom Arzt unterweisen lassen und die Injektion selber durchführen oder ein Familienmitglied damit betrauen.

Akute Phase eines Geschwürs

In dieser Zeit empfiehlt es sich zunächst, wie bei der akuten Gastritis, zu fasten, was wegen des fehlenden Appetits auch hier nicht schwerfällt. Nach Abklingen der akuten Beschwerden kann man zu reizarmer Kost übergehen: Verschleimend und kühlend soll die Speise sein. Am besten eignet sich lauwarme Milch mit Haferschmelzflocken, Gerstengrütze, gestoßener Leinsamen teelöffelweise. Ansonsten kann vorgegangen werden, wie im Abschnitt über die akute Gastritis besprochen wurde. Rübensuppe, Apfeldiät (Geriebene Äpfel mit Zwieback oder einer alten Semmel). Die Rollkur kann mit einer Teemischung aus Kamille und Schafgarbe gemacht werden. Zur Prophylaxe von Rezidiven oder auch im akuten Zustand sind diverse Medikamente, die Wismutsalze enthalten, sinnvoll. Allerdings eignen sich diese Mittel nur zu Vierwochenkuren, da Wismut bekanntlich Nebenwirkungen hat, wenn er zu lange eingenommen wird.

Von den reinen Aluminiumpräparaten, die ebenfalls auf dem Markt sind, ist man weitgehend abgekommen, obwohl es nicht stimmt, daß sie imstande sein sollen, die Alzheimersche Krankheit auszulösen! Letztere ist keine Speicherkrankheit, sondern geht auf eine Störung des Hirnstoffwechsels zurück.
Natürlich ersetzt mein kleiner Abschnitt über Pflanzen und ihre Heilwirkung nicht den Gang zum Behandler, ob Arzt oder Heilpraktiker, wenn man sich den richtigen Tee für »seine Zustände« zusammenstellen lassen will oder wenn ein Medikament vonnöten ist. Natürlich ist das nicht alles, weder von der Pflanzenheilkunde, noch von den übrigen Therapierichtungen her gesehen. Neben der Pflanzenheilkunde werden in der Naturheilpraxis vor allem die Systemheilmethoden Homöopathie und Akupunktur eingesetzt. Ich muß hier auf die reichlich vorhandene Fachliteratur verweisen, doch möchte ich kurz zur Homöopathie etwas sagen.

Homöopathie

Das von Samuel Hahnemann im 18. Jh. entdeckte und entwikkelte Heilsystem der Homöopathie hat immer den ganzen Menschen vor Augen.
Es ist bekannt, daß bestimmte Stoffe, in ihrer natürlich vorliegenden Konzentration eingenommen, Schäden am menschlichen Organismus hervorrufen können. Hahnemann fand nun heraus, daß sie in einer entsprechend aufbereiteten Verdünnung Symptome wieder beseitigen konnten, die sie bei normaler Konzentration verursachten. Ausgehend von dieser Erkenntnis entwikkelt Hahnemann ein System der Arzneimittelzubereitung, die er »Potenzierung« nannte. Durch eine gewisse Verschüttelungsmethode wird dabei die Substanz von Verdünnungsschritt zu Verdünnungsschritt dynamisiert, potenziert, sie gewinnt also »heilsame Potenz«. Es gibt sogenannte Tiefpotenzen, bei denen noch Substanz vorhanden ist, und es gibt Hochpotenzen, jenseits der

Loschmitschen Zahl, in denen keine Substanzen mehr wirksam sind. Hier wirkt nur noch Information und Energie, keine Materie.
Zuerst muß ein Stoff auf seine medizinische Brauchbarkeit untersucht werden. Dazu wird ein gesunder Mensch mit einer »Urtinktur« behandelt, worauf sich Symptome einstellen, die sorgfältig registriert werden. Hahnemann unterzog damals sich selbst sowie seine vielköpfige Familie diesen »Menschenversuchen«. Mit der Zeit fand er heraus, welche Symptome ein Stoff evozieren und sodann vice versa als potenziertes Heilmittel beseitigen kann. Die möglichst umfangreiche, nahezu vollständige Anamnese der Symptome ist daher das Haupthandwerkzeug des Homöopathen. Anhand dieser Daten vermag er mittels eines ausgeklügelten Systems das passende Mittel für die Beschwerden des Patienten zu eruieren.
In seinem Buch »Bewährte Indikationen der Homöopathie« gibt der bekannte Wiener Mediziner Professor Mathias Dorcsi für Gastritis folgende Hinweise:

Stehen mehrere Mittel bei einer Indikation, gilt der Grundsatz Entweder/Oder!	Bei Nervosität	Argentum nitricum D12 Nux vomica D4
	Bei Kummer und Sorgen	Ignatia D30
	Wenn der Magen drückt wie ein Stein	Bryonia D3 Pulsatilla D4 Abies canadensis D3
	Bei brennenden Schmerzen	Phosphorus D12 Arsenicum album D6 Carbo vegetabilis D4
	Werden die Schmerzen durch Essen gebessert	Anacardium D6 Mandragora D4
	Als Basistherapie	Nux vomica D4 vor dem Essen Arsenicum album D6 nach den Mahlzeiten

Verschiedene Therapien

Was vermag die physikalische Therapie

Wärmeauflagen sind heilsam, Wärme generell entspannt, lindert Schmerzen und ist vor allem absolut unschädlich. Um Wärme zuzuführen, gibt es unterschiedlichste Verfahren. Am bekanntesten dürfte wohl das altbewährte Hausmittel Wärmflasche sein. Sie wird nur leider viel zu oft zu wenig erhitzt bzw. nicht ordnungsgemäß gefüllt und hilft deshalb nicht so viel wie sie eigentlich könnte. Die Wärmflasche muß wirklich randvoll sein, es darf keine Luftblase enthalten sein, da diese zu einem rascheren Abkühlen des Flascheninhalts führt. Will man also eine Wärmflasche verwenden, achte man auf möglichst vollständige Füllung mit sehr heißem Wasser. Es muß nicht gerade kochen, soll aber schon um die 70° heiß sein. Besser als jede noch so gut gefüllte Wärmflasche wirkt jedoch ein Heublumensäckchen als Auflage!
Das Heublumensäckchen ist vollgefüllt mit Heilkräutern, die in erhitztem Zustand schmerzlindernd und entspannend wirken. Man verwendet es auch gerne bei Ischiasschmerzen und anderen Neuralgien. Zur Entstauung der Leber und als Hilfe bei deren Entgiftung ist es ebenfalls bestens geeignet.
In unserem Fall, bei Schmerzen des Magens, vor allem, wenn sie kolikartig auftreten und krampfig sind, legen wir es auf die Magengegend, also zwischen die beiden Rippenbögen auf den Schwertfortsatz des Brustbeins.
Ich möchte hier kurz die Vorgehensweise beschreiben, damit man sich praktisch helfen kann:

In einem Dampfkochtopf wird Wasser zum Kochen gebracht, das Heublumensäckchen, man verwende hierfür Größe IV, wird in den oberen, trockenen Teil gegeben, wo es vom Wasserdampf erhitzt wird. Es wird dabei feucht und heiß, nicht jedoch naß! Die Hitze soll so groß sein, daß sich das Säckchen mit der bloßen Hand nicht aus dem Topf nehmen läßt. Man schüttelt das Beutelchen an der Luft, um es ein wenig abzukühlen und legt es daraufhin auf die beschriebene Stelle. Diese Prozedur kann nur im Liegen durchgeführt werden, am besten abends vor dem Einschlafen. Die entspannende Wärme hat auch schlaffördernde Wirkung, also ist es am besten, man verwendet die Heublumensäckchen bereits im Bett. Ist man auch noch gut zugedeckt, kann die Wärme länger konserviert werden, und die positive Wirkung hält länger an.
Natürlich muß man die Bettdecke vor der Feuchtigkeit der Heilauflage schützen. Man gibt also ein oder zwei Frotteetücher über das Ganze. Auf der Haut muß jedoch direkter Kontakt mit dem Säckchen vorhanden sein, sonst hilft es nichts.
Wenn man nach einiger Zeit, meist nach ca. einer Viertelstunde, bemerkt, daß die Hitze deutlich nachläßt, nimmt man das Heublumensäckchen fort. Sollten sich die Schmerzen noch nicht deutlich gemildert haben, kann man den Vorgang bedenkenlos einige Male wiederholen. Geschickt wäre es, wenn man die Hitzeanwendung nicht zu unterbrechen bräuchte, also zwei Heublumensäckchen zur Verfügung hat, so daß während das eine den Magen positiv beeinflußt, das zweite bereits im Dampfkochtopf erhitzt wird.
Wer sich vom Partner oder anderen Personen hier verwöhnen lassen kann, ist natürlich gut daran, denn das Aufstehen zwischen zwei Behandlungen ist nicht unbedingt heilungsfördernd.
Mit den Flora-Press-Heublumensäckchen haben wir wirklich ein praktisches, einfaches, preisgünstiges und nebenwirkungsfreies, auch zu Hause anwendbares Mittel zur Hand, um Krämpfen wirkungsvoll zu begegnen.
Was aber tun, wenn die Wärme nicht die erhoffte Wirkung hat?

Dies ist zwar selten der Fall, aber in biologischen Systemen funktioniert nicht alles nach »Schema F«.
Die hier beschriebene Form von Magenschmerzen, krampfartig zusammenziehend, Einknicken des Patienten in der Leibesmitte, kolikartig auftretend, spricht sehr gut auf ein bestimmtes homöopathisches Mittel an:
Colocynthis. Diese Pflanze ist als stoffliche Droge giftig, in der homöopathischen Zubereitung, am besten in der vierten Potenz (D4) gerade bei diesem Schmerzbild heilsam. Ergänzend wirken sich Druck und Wärme positiv auf das Krankheitsbild aus. Man gibt das Mittel alle paar Stunden als Tropfen in heißem Wasser oder Schafgarbentee.
Wenn aber die Schmerzen weder durch die Wärme noch durch das Homöopathicum beseitigt werden können, muß zu härteren Bandagen gegriffen werden.
Das heißt nicht unbedingt, daß wir es mit einer riskanten Therapie zu tun haben, nur, dem krankmachenden Reiz muß ein stärkerer heilungsfördernder Reiz entgegengesetzt werden.
Hier hilft besonders gut die Neuraltherapie nach Huneke und die Akupunktur. Der Heilpraktiker oder Arzt, der mit diesen Methoden arbeitet, wird sie sinnvoll einsetzen.
Die neuraltherapeutische Anwendung findet subkutan unterhalb des Schwertfortsatzes des Brustbeins statt. Es werden hier 1–2 ml einer entsprechenden Substanz injiziert, was zu einer raschen Entspannung der verkrampften Muskeln und zu einer normalen Sekretion im Magen führt.
Die Akupunktur leistet oft dasselbe. Es hat keinen Sinn, hier die einzelnen Punkte, die zu stechen sind, aufzulisten, außerdem wird diese alte chinesische Heilmethode von Könnern ohnehin sehr individuell angewendet. Doch im angegebenen Fall wirkt die »Mittenadelung« oft Wunder.

Akupressur

Wer von sich weiß, daß er gerne mit krampfartigen Beschwerden im Magen auf psychische oder andere Außenreize reagiert, kann sich vorbeugend mit Akupressur behelfen. Sobald bemerkt wird, daß die Beschwerden einsetzen, drücke man die zuständigen Punkte so stark, daß sie schmerzen. Man steigere den Druck bis an die Grenzen der Belastbarkeit und halte ihn ein paar Sekunden lang aufrecht. Nach einer kurzen Erholungspause wiederhole man den Vorgang, bis die beginnenden Schmerzen abklingen.
Bei bereits vorhandenen Krämpfen und dauernden Schmerzen ist diese Behandlung nicht wirksam.
Sie sehen also, daß Sie bei Magenkrämpfen nicht unbedingt ein »Notfall« sind, sondern sich selbst helfen können. Akupressur im Frühstadium, Wärmeanwendung in Gestalt der Heublumensäckchen, wenn es schon soweit gekommen ist, daß sich die Schmerzen nicht »wegdrücken« lassen. Wenn alles nichts mehr hilft, kann man immer noch sich in Behandlung begeben.
Wir sehen also, daß mit Wärme allein nicht immer geholfen ist, sie jedoch ein probates Mittel zur akuten Schmerzlinderung sein kann. Die physikalische Therapie sollte also am besten in Kombination mit anderen Naturheilverfahren Anwendung finden.

Praktische Anleitung zum Aufsuchen der Akupressurpunkte:

Punkt 1 (Konzeptionsgefäß 14 und 15)
Wo sich die Rippenbögen treffen, also am Unterrand des Brustkorbes in der Körpermittellinie, befindet sich am unteren Ende des Brustbeins der knorpelige Schwertfortsatz. An dessen unterer Grenze liegt der erste Punkt, der zweite nur zwei Querfinger weiter darunter. Ich habe sie zu einem Punkt zusammengefaßt, weil sich beide bequem auf einmal drücken lassen.
Drücken Sie ruhig fest. Achten Sie jedoch darauf, wenn Sie schon älter sind, daß der Schwertfortsatz noch nicht verkalkt ist.

Prüfen Sie also, bevor Sie fest drücken, ob er bei leichtem Druck nachgibt oder ob er starr bleibt. Ist letzteres der Fall, nur den Punkt unterhalb des Schwertfortsatzes drücken, nicht den darauf, da es sonst eventuell zu einem Bruch kommen kann!

Punkt 2 (Magen 12)
Suchen Sie das Schlüsselbein auf und tasten Sie sich an das Gelenk zwischen Brustbein und Schlüsselbein heran. Zwei Querfinger von der Körpermitte sich entfernend werden Sie fündig. Dieser Punkt liegt auf beiden Körperseiten vor! Hier können Sie bedenkenlos drücken und massieren, es kann nichts passieren.

Punkt 3 (Blase 21)
Auch dieser Punkt ist völlig risikolos zu akupressieren, allerdings etwas schwerer erreichbar.
Tasten Sie am Rücken die unterste, die freie 12. Rippe und folgen Sie ihrem Verlauf zur Körpermitte hin. Sie werden feststellen, daß die Linie nicht gerade, sondern ca. im 30°-Winkel nach oben verläuft. Die Rippen stehen nämlich nicht senkrecht auf der Wirbelsäule, sondern gewinkelt, so daß sie beweglich sind und das Atmen erlauben. Sobald Sie an jenen starken Muskelstrang, der parallel zur Wirbelsäule, direkt neben ihr, verläuft gekommen sind, stoßen Sie fast zwangesläufig am Unterrand dieser Rippe auf eine deutlich tastbare Grube, womit Sie den richtigen Punkt gefunden haben. Am besten behandeln Sie hier mit den Daumen beidseits mit starkem Druck, da die Muskeln recht widerstandsfähig sind.

Massage

Mit Massage kann man zwei verschiedene, durch den Magen hervorgerufene Beschwerden angehen: Zum einen verspannt sich reflektorisch die Rückenmuskulatur im mittleren Brustwirbelbereich. Mit Hilfe von lockernden Techniken kann hier entkrampft

werden. Zur Unterstützung ist auch hier die Schröpfglocke oder eine Schröpfmassage angezeigt. Letzteres funktioniert folgendermaßen: Anstelle eines normalen Schröpfkopfes verwendet man spezielle Massagegläser. Sie sind größer und besonders leicht auf dem Untergrund verschiebbar. Dadurch kann die Kraft, die sich in einer Schröpfanwendung normalerweise auf einen Punkt konzentriert, flächig einwirken. Außerdem befreit dieses Verfahren Verklebungen in den Räumen zwischen den Hautschichten. Reflektorisch kommt dem Magen und den anderen inneren Organen ein heilsamer Reiz zu.
Die andere Technik kann man gut selbst anwenden, die Darmmassage. Ist der Magen chronisch oder akut übersäuert, ist die Folge davon eine mitunter sehr hartnäckige Verstopfung. Hierfür ein kurzer Tip. Zusätzlich zu Kleie und Leinsamen kann man morgens eine Magen-Darm-Massage vornehmen. Man legt sich dazu auf den Rücken und zieht die Beine so weit an, daß die Bauchdecke völlig entspannt ist, was mit Sicherheit erreicht ist, sobald die Fersen das Gesäß berühren. Sodann legt man beide Hände aufeinander und beginnt auf der rechten Seite, soweit unten am Bauch wie möglich. Der Druck auf die Eingeweide wird mit dem Handballen, nicht mit den Fingerspitzen ausgeübt. Man arbeitet sich langsam nach oben bis zum Rippenbogen vor. Sodann wandern die Hände quer nach links, bis sie auch dort den Rippenbogen erreicht haben, woraufhin sie auf der linken Seite abwärts gehen. Die Massage wird also im Uhrzeigersinn ausgeführt. Dies muß beachtet werden, weil der Darm ebenso verläuft. Diese Behandlung kann man beliebig oft wiederholen. Außerdem sollte man mit jedemmal den Kreis etwas enger ziehen, mit dem Nabel als Zentrum.
Mit dieser Technik, unterstützt von quellenden pflanzlichen Mitteln, ist man in der Lage, der lästigen Verstopfung, wenn sie auf einen sauren Magen zurückzuführen ist, Herr zu werden. Meiden Sie jedoch auf alle Fälle Abführmittel, die die Darmschleimhaut reizen! Auch diese Mittel können pflanzlichen Ursprungs sein, wie die anthrachinonhaltigen Sennesblätter, die in

fast allen Abführmitteln zu finden sind. Man »kann« zwar recht schnell, aber meist ist die Wirkung nicht von Dauer, vor allem hat sie keinen regulierenden Effekt. Gewöhnung tritt ein und es »geht ohne gar nicht mehr«. Sennes muß eine Reserve für den Notfall bleiben und darf nicht zur Gewohnheit werden.

Ätherische Öle – Aromatherapie

Letztere Öle sind in der Pflanzenheilkunde schon seit langem im Einsatz, nicht erst seit der »Erfindung« der Aromatherapie.
Die obengenannte Bauchmassage kann unterstützt werden, indem man dabei ätherische Öle anwendet wie Majoran-, Fenchel- oder Kümmelöl. Die Mütter unter Ihnen, natürlich auch alle mitwickelnden Väter, kennen ja die blähungslindernden Öleinreibungen bei Säuglingen. Hier kann man bei sich selbst genauso verfahren und Öle zur Unterstützung verwenden.
Hat man sich den Bauch zu sehr vollgeschlagen, was ja einmal vorkommen kann, hilft gegen Magengrimmen eine kleine Mischung aus den erwähnten Ölen (Fenchel, Kümmel und Majoran). Zehn Tropfen, auf ein Stückchen Brotrinde gegeben und eingenommen, beseitigen den unangenehmen Druck rasch.
Bei eher akuten Magenbeschwerden und vor allem bei der chronischen Übersäuerung sind ätherische Öle nicht anzuraten, da sie die Magenschleimhaut zusätzlich reizen und die Beschwerden verschlimmern können.
Möchte man sich jedoch die heilsame Wirkung der Pflanzenöle trotzdem nutzbar machen, ist auch das Einatmen ihrer Düfte sinnvoll. Ich kann hier natürlich keine Einführung in die Aromatherapie geben, aber soviel hier in Kürze: Aromatische Öle haben, verdampft im Raum, bestimmte Wirkungen auf den psychischen Zustand, die jedoch indivuell stark alternieren können, ich kann deshalb keine Empfehlungen geben, dieses Öl bewirkt das und jenes etwas anderes.
Will man sich mit Düften helfen (lassen), sollte ein Aromatherapeut aufgesucht werden, oder man verfährt einfach nach dem

Schema der Akzeptanz: Was mir stinkt, kann mir nicht helfen, was ich riechen kann bzw. der Geruch, der mir am sympathischsten ist, kann Entspannung und positive Wirkung auf meine Ganzheit haben.
Sollten Sie die Öle selber kaufen, achen Sie auf deren Qualität. Es gibt relativ billigen »Fusel«, der Kopfschmerzen bereitet und nicht wegzaubert! Die Öle müssen rein sein, dürfen keine Beimengungen enthalten und sollen aus kontrolliertem Anbau stammen.
Wenn eine Essenz besonders preiswert angeboten wird, muß fast etwas faul sein, denn man bedenke einmal, welche Unmengen von Pflanzen zur Herstellung von ätherischen Ölen notwendig sind. So benötigt man zur Herstellung von einem Liter Rosenöl 3000 bis 5000 Rosenblüten! Das kann nicht billig sein.

Folgende Adresse kann hier weiterhelfen:
FORUM ESSENZIA
Panoramastr. 17
8961 Moosbach – Sulzberg

Register